アートセラピー
Basic

精神科作業療法・デイケアで使いたい12のメソッド

公認心理師
芸術療法士・医学博士
溝上義則 著

株式会社 新興医学出版社

Basic Art Therapy

12 Skills for Psychiatric Occupational Therapy and Day Care Program

Art Therapist
Yoshinori Mizokami, Ph. D.

推薦の言葉

　溝上先生は私の弟子でもあり、師匠でもあります。なぜ弟子かというと、私の指導の下で絵画療法の効果を研究して修士の学位を取得し、さらに絵画の美しさを判断する脳部位の画像研究で博士の学位を取得したからです。なぜ師匠かというと、油絵を私が彼から20年近く習っているからです。そのような関係性のなかで感じていることは、彼が人にものを教えることが好きということです。略歴にもありますように、愛知県立芸術大学を卒業した後に、子ども絵画教室、高等学校の芸術コース、予備校、さらには大学の非常勤講師として、絵の描き方から絵画療法に至るまでを教えてきました。私のところ、つまり大分大学医学部附属病院の精神科で、作業療法やデイケアの一環として患者さんに長年にわたって絵画療法を実践してきましたし、外の精神科病院でも絵画療法を行っております。このように、絵画療法を研究し、実践してきた溝上先生が、本書をあらわすことができたのは、私にとっても非常に嬉しいことです。

　内容を見ますと、多くのカラー写真がふんだんに盛り込まれ、解説も手取り足取りわかりやすく書かれており、特に作業療法やデイケアに携わる方々には「絵画療法の指南書」としておおいに活用してもらえることと期待しています。一点だけ、師匠として言わせてもらうと、絵画療法はアートセラピーの一分野で、陶芸療法や音楽療法、ダンスやドラマ、文芸などを含むことが普通です。したがって、絵画療法だけでアートセラピーを名乗るのは異例であり、本のタイトルが大風呂敷を広げた形にはなっています。しかしながら、世阿弥が「一芸は万芸に通じる」と言い、宮本武蔵が「一道は万芸に通じる」と言ったように、1つの芸や道をきわめれば、それはあらゆることに生かせるのです。そのように考えれば、この本によって絵画療法を自家薬籠中の物にしてもらえれば、自ずとほかの芸術療法にも応用が利くようになるのではないかと思います。

　いずれにしましても、この本が患者さんの治療にかかわる多くの方々の参考になり、患者さんの回復に貢献することを祈念して、推薦の言葉とします。

大分大学医学部 精神神経医学講座 教授　寺尾　岳

はじめに

　精神科作業療法やデイケア、老人保健施設などにおいて、患者さんや利用者さんと日々向き合っておられるコ・メディカルの皆さんは、さまざまなプログラムを工夫しながら実施されていることと思います。そのなかに創作系のプログラムがあるとしたら、「塗り絵」や「ちぎり絵」などに取り組まれているかもしれません。あるいは、画家などの専門家を招いて「絵画教室」を実施している施設もおありでしょう。

　筆者が絵画療法に関する学会や研修会でお会いしたコ・メディカルの皆さんからは、「どの画材を買ったらいいかわからない」「絵の見方や評価方法がわからない」「絵の苦手な患者さんへの対応の仕方がわからない」という話をよく耳にします。プログラムとしての絵画に興味や必要性を感じながらも、さまざまな不安要素のために、どのように実施すべきかお悩みの方も多いようです。

　本書は、そのようなコ・メディカルの皆さんに向けて、絵画療法の理論をはじめ、画材や技法（12のメソッド）について丁寧に解説しています。絵が苦手という患者さんや利用者さんに対しては、第4章にご紹介した「導入のための技法」を創作活動として取り入れてみてはいかがでしょうか。そうすることで、もの作りが楽しく思えてきたら、次第に「絵を描いてみようかな？」と患者さん自ら絵画に興味を示されることも少なくありません。

　まずは手始めに、コ・メディカルの皆さんが本書を参考に、もの作りの楽しさを体験なさってみてください。そして、日々のプログラムの1つとして創作活動を加えることで、自己表現の機会を患者さんや利用者さんに提供されることを期待しています。

　また、本書が特別支援教育に携わる先生方や、絵画療法に興味をおもちの美術教師、保育士・幼稚園教諭の方々にとって、絵画を通して児童生徒に対する理解を深め、支え導くためのお役に立てれば幸いです。

筆者

目 次

第1章　絵画療法の理論と症例

1 絵画療法の歴史 11

2 絵画療法とは 12

3 個人絵画療法と集団絵画療法 12
- 1. 個人絵画療法 12
- 2. 集団絵画療法 13

4 絵画療法と言語 13
- 1. 絵画自体のもつ言語性 13
- 2. 絵画療法における言語性 14

5 絵画療法の各技法 14

6 絵画療法の効果 14
- 1. 量的検討 15
- 2. 質的検討 16

7 絵画療法における注意点 22
- 1. 実施上の注意点 22
- 2. 解釈上の注意点 22
- 3. 副作用 22
- 4. 禁忌 24
- 5. サイン 24
- 6. 絵画療法の終結 24

8 疾患による描画特徴 24
- 1. うつ病 25
- 2. 双極性障害 25
- 3. 統合失調症 26
- 4. 発達障害 26

9 絵画療法としての絵画鑑賞 27
- 1. 美術館における絵画鑑賞と鑑賞教育 27
- 2. 学校教育課程における鑑賞教育 27
- 3. 精神医療における絵画鑑賞 27
- 4. 精神医療における絵画鑑賞の注意点 28

第2章　絵画と脳

1 神経審美学 ·· 30

2 審美判断と脳部位 ·· 30

3 絵画鑑賞に特異的な神経基盤 ·· 31

4 気質と絵画鑑賞に特異的な神経基盤との関連 ··································· 32

5 脳でみる絵画療法の効果 ·· 32

第3章　美術用語と画材

1 美術用語の基礎知識 ·· 35

　1. 色の三要素 ·· 35

　2. 暖色・寒色・中性色 ··· 35

　3. 補色 ·· 35

　4. 類似色 ·· 35

　5. 三原色 ·· 36

　6. 混色 ·· 36

　7. 遠近法 ·· 36

　8. 立体感 ·· 36

　9. 輪郭線 ·· 37

　10. グラデーション ·· 37

2 画材の基礎知識 ··· 37

　1. 画用紙 ·· 37

　2. ケント紙 ··· 37

　3. キャンバス ·· 37

　4. 水彩絵具 ··· 37

　5. アクリル絵具 ··· 37

　6. 筆 ··· 37

　7. パレット ··· 38

　8. 鉛筆 ·· 38

　9. 色鉛筆 ·· 38

　10. 筆ペン ·· 38

　11. マスキングテープ ·· 38

　12. のり ··· 38

3 お勧め画材 ··· 38

　1. 紙 ··· 38

88002-788 JCOPY

2. 筆ペン 39
3. アルコールマーカー 39
4. 水性ペン 39
5. 水彩絵具 39
6. 筆 39
7. 描画材料 40
8. のり 40
9. 染料 40
10. 和紙 40

第4章　実際の方法Ⅰ ―導入のための技法―

1 模様のフロッタージュ 43
2 葉っぱのフロッタージュ 46
3 再生コラージュ 49
4 折り染め（染めの工程） 53
5 折り染め（加工の工程） 58
6 落ち葉の塗り絵 61
7 ステンシル 65
8 切り紙 69
9 曼荼羅アート 73

第5章　実際の方法Ⅱ ―本格的な技法―

1 静物画（デッサン） 79
2 版画（一版多色版画） 84
3 名画の模写 88

第6章　実際の方法Ⅲ ―絵画鑑賞の技法（特別編）―

対話による絵画鑑賞 95

コラム1　絵画療法に情熱を注いだ画家エイドリアン・ヒル 20
コラム2　アール・ブリュットの作家アドルフ・ヴェルフリ 33

コラム 3	アール・ブリュットとアウトサイダー・アート	41
コラム 4	式場隆三郎と山下清	77
コラム 5	首藤定の美術品蒐集	93

Q 絵画療法と芸術療法は同じ意味でしょうか？ ………………… 98
Q 絵画療法の誘いに乗らないときはどうしたらよいでしょうか？ ……… 98
Q 色鉛筆や絵具は何色を揃えたらよいでしょうか？ ………………… 98
Q 作品の見本は示したほうがよいでしょうか？ ……………………… 99
Q 絵画療法と美術教育の違いは何ですか？ …………………………… 99
Q 絵画療法で絵は教えてはいけないのでしょうか？ ………………… 99
Q 作品はどのように扱ったらよいでしょうか？ …………………… 100
Q 絵は何歳から鑑賞できますか？　障害があっても鑑賞できますか？ ……… 100

技法別難易度・特徴・所要時間　一覧表

	技法名	1作品にかかる時間（分）	技法の難易度	特徴			
				自己表現の促進	発散の促進	季節感の要素	趣味の要素
方法Ⅰ	模様のフロッタージュ	20〜90	★☆☆☆☆	◎	◎	○	○
	葉っぱのフロッタージュ	20〜90	★★☆☆☆	○	○	◎	○
	再生コラージュ	20〜30	★★☆☆☆	◎	○	○	○
	折り染め（染めの工程）	10〜15	★★☆☆☆	○	◎	○	○
	折り染め（加工の工程）	10〜20	★★☆☆☆	○	○	○	○
	落ち葉の塗り絵	30〜120	★★☆☆☆	○	○	◎	○
	ステンシル	20〜90	★★★☆☆	◎	○	○	○
	切り紙	15〜20	★★★☆☆	○	○	○	○
	曼荼羅アート	15〜20	★★★☆☆	◎	○	○	○
方法Ⅱ	静物画（デッサン）	30〜120	★★★☆☆	○	○	○	◎
	版画	60〜120	★★★★☆	◎	○	○	○
	名画の模写	240〜	★★★★★	○	○	○	◎
方法Ⅲ	対話による絵画鑑賞	15〜20	★★☆☆☆	◎	○	○	◎

※自己表現の促進：心の内を表現しやすい技法かどうか（自由度）
　発散の促進：反復動作や単純作業による集中後の解放感の感じやすさ
　季節感の要素：技法と季節感との親和性
　趣味の要素：趣味や生き甲斐として長期的に取り組むことのできる趣味的な要素

88002-788　JCOPY

第1章

絵画療法の理論と症例

Overview

コ・メディカルの皆さんが、病院や施設などで絵画や創作系のプログラムを実施される際、絵画療法の理論が役立つでしょう。また、教育現場の先生方が絵画療法の知識を深めることによって、子どもたちの作品が、これまでとは違った意味をもってみえてくるかもしれません。この章では、絵画療法の意義や効果について、症例や研究を通してご紹介しています。理論を踏まえた創作活動は、患者さんや子どもたちにとって意義深い取り組みとなるでしょう。

1 絵画療法の歴史

絵画療法という言葉や概念が生まれる前から、精神科病院にはすでに自発的に絵を描いている患者さんが多くいました。患者さんの作品から読み取ることのできる精神病理について論じる表現精神病理学は、20世紀初頭、主にヨーロッパの精神医学分野で展開されました。

ドイツの精神科医で美術史家のプリンツホルン[1]は、勤務したハイデルベルグ大学附属病院精神科で同僚とともに欧州各地の精神病者の作品450人分（約5,000枚）をコレクションしました。そして、150枚に及ぶ作品をもとに表現精神病理学的な観点から論じた『精神病者の描画』を1922年に発表しました。同時期、精神科医であるモルゲンターラーも精神病者の作品をコレクションし、『芸術家としての精神病患者』を発表しました[1]。彼らの業績から、当時のヨーロッパで精神疾患のある人々の作品が興味をもたれ、研究や蒐集の対象となっていたことがわかります。しかしそれは、患者さんが自発的に描いた個性的な作品に対する精神病理学的または審美的興味であって、治療を意図した絵画療法が実践されていたわけではありませんでした。

イギリスの画家ヒル[2]は結核の長期入院患者に対する絵画の指導をはじめ、1942年に「Art Therapy（絵画療法）」という言葉を考案しました。1951年には『Painting out illness』という絵画療法についての本を出版しましたが、画家であり教育者でもあったヒルの推奨した絵画療法は、教育的かつ作業療法としての要素の強いものでした。

一方で、アメリカの芸術療法家ナウムブルグ[3]は、フロイトの理論に基づき、抑圧された葛藤などを絵画として視覚化および言語化していく過程を重視しました。そして、セラピストとクライエントの治療関係の重要性についても言及した『力動指向的芸術療法』を1966年に発表しました。

本邦では筆者の知る限り、1932年と1939年の野村による雑誌への発表が最初です[4,5]。精神科病院において絵画の制作が作業療法の種目の1つとして行われ、既得能力の保持や増進、心に働きかける要素や教育的な意味合いをもつと報告されました。少なくとも、戦前のこの時点ですでに精神科病院において絵画制作が治療法として目的をもって取り組まれていたことがわかります。

1955年には、精神科医である式場が前掲のヒルによる『Painting out illness』を『絵画療法』[2]という書籍に翻訳し、日本に絵画療法という言葉が根付くきっかけを作りました。

そして、1969年には徳田らによって「日本芸術療法学会」が発足され、表現精神病理に関する

研究や、芸術療法の各技法についての検討が現在に至るまで行われています。

このように、絵画療法の歴史は、精神科病院を中心に自発的に創作された作品の蒐集と表現精神病理の研究にはじまり、次第に意図して患者さんに絵を描いてもらう絵画療法へと発展していきました。

② 絵画療法とは

絵画療法は、さまざまな創造の分野にかかわる芸術療法のなかにあって主要な位置を占め、精神医療の諸場面で施行されています[6]。その意義や効果については、実施者の属性や参加者の疾患によっても違いが生じるため、絵画療法の範囲は広く捉えられています。

徳田[7,8]は絵画療法を総括して①精神療法的絵画療法、②レクリエーション的絵画療法、③リハビリテーション的絵画療法（指導的絵画療法）の3つの水準に分類しました。無意識的イメージを絵画に表出し、言語化によって認識水準を高める精神療法的治療が終結した後に「創造的な行為が患者自身の楽しみや生活のなかでの必然性に転じた場合は、もちろん新しい意識のものにその価値水準を決めなければならない」と、生涯教育的志向性について触れています[9]。

飯森[10,11]は芸術療法の治療的意義を、①表現することそれ自体が包含している自己治癒的意義、②表現されたものを通して患者と治療者とが交流することの生み出す意義、③表現活動や媒体を通して集団内で生じる作用のもつ意義の3つに大別し、芸術療法は「表現すること」と「表現されたもの」から成り立つとしています。

精神科医であり画家でもあった中川[12]は1965年に開設した佐賀県の嬉野温泉病院に専用の絵画療法室を設け、芸術療法を展開しました。中川は芸術療法について、その手技や手法を利用して言葉の交流を蘇らせ、病気を側面的に治療または予防しようと援助し、健康を回復および維持させるものであると述べています。また、芸術療法にお

ける技能の上達、美的関心の発達と審美眼の育成、ならびに探究心の芽生えについて、心の財産として蓄えられ育まれるものとして、その意義を指摘しています。

家族絵画療法で知られる石川[13]は、絵画療法を心理療法の一手段としながら、「心理療法として構造化されたものでない、病院での写生大会や絵画教室をも含めることも可能です」といいます。そして、「さらに拡大解釈すれば、できあがった絵を前に治療者が患者の病勢の見立てとすることにより、間接的に治療に役立つ場合や描画行為が自己治癒（autotherapy）になる場合、それらは絵画療法でないのかといわれると、はなはだ疑問です」として、絵画療法と定義し得る範囲の広さについて言及しています。

以上のように、絵画療法の意義や効果ついて、表現や分類などに違いはあるものの、疾患や症状に対して予防・維持・改善などを目的とし、意図して絵画を用いる治療という前提は一致しているといえるでしょう。そのほかの部分については実施者の属性によって、精神療法、レクリエーション、リハビリテーションといった諸要素の割合に違いが生じます。しかし、これらは厳密に区別されるものでなく、要素が重なることで、さらにその効果を発揮するものと考えられます。

また最近では、教育や保育の現場、さらには一般の方々も対象となるなど絵画療法の活用範囲は拡大されており、分野や年齢を問わない取り組みがなされています。

③ 個人絵画療法と集団絵画療法

絵画療法の実施形態は個人と集団に分けることができます。ここでは、目的や効果、実施者のかかわり方などについて、その違いをみてみましょう。

1. 個人絵画療法

個人絵画療法は、実施者が対象者に対して1対1で描画を通した精神療法を行うことが中心となります。吉野[14]は個人絵画療法について、「言語

的なかかわりを中心とする面接や治療場面で、絵画をはじめとした非言語的なものが併用されると、治療者と面談者はともに作品に目を向けて話題にするため、その交流が和やかなものになるなど、治療場面での緊張を緩めるのに役立つ。」と述べています。また、「描画行為そのもののなかに面談事例の対人場面での特徴が観察されるため、その後の面談の参考になる。」と日常の精神科診療や心理臨床のなかで描画を用いることのメリットについて記しています。

　個人絵画療法において使用する画材は最小限であり、紙と鉛筆のみ、もしくは色鉛筆やクレヨンなどによる彩色が行われます。そこでは、巧拙や審美的な面は重視されず、描く順序や態度、描かれた内容や描画によって誘発される言語と患者さんの心の変容に重きが置かれます。

2. 集団絵画療法

　集団絵画療法とは、絵画を媒介として集団力動を用いて行う治療法のことです。参加者が描画説明で何を言語化できたか、描画に対するほかのメンバーからの指摘によって、今まで気付かなかった自分をどれだけ受け入れることができたかを明確に知ることができます[15]。

　集団絵画療法を実践する関[16]は集団で実施する利点について、1対1での対人緊張に耐えられない人でも、集団であれば参加可能なことや、個人療法に比べて経済効率が高い現実的なアプローチであること、対人交流によって病態を把握する手段になることを挙げています。

　また、集団絵画療法では、技法や使用する画材も多岐にわたるほか、心の内を表現しようとする人、発散や気分転換を必要とする人、趣味の活動として参加する人など、その目的もさまざまです。参加者によって違う疾患や病状、治療目標のため、集団でありながら個別の対応も求められることになります。

4 絵画療法と言語

　言語を主体とした精神療法に対し、芸術療法は非言語的な治療法と位置付けられています。このことは、絵画療法において言語が無関係かのような印象を与えるかもしれません。しかし、絵画療法において言語は一定の役割を果たしています。ここでは、絵画療法が内包する言語性について以下に2つの視点を挙げたいと思います。

1. 絵画自体のもつ言語性

　絵画それ自体のもつ言語性について、美術史家の岡田[17]は「コミュニケーションの手段として、絵画はもちろん言葉に及ぶものではない」としながら、絵画の最大の魅力を次のように述べています。

「表情や身振り、色彩や肌理、空間や視線など、言葉では言い尽くせない多様な情報を一瞬のうちに見せることで、場合によっては言葉をはるかにしのぐこともできる。欠如にして過剰、寡黙にして雄弁、言葉以下でかつ言葉以上、この両義性こそ絵画の最大の特徴と魅力があるといえる。」

　また、精神科医の飯森[10]は、患者さんによって描かれた作品に表現されるものと、それがもたらすものについて次のように述べています。

「作品には言語的に浮かび上がってこないイメージや無意識的動きが『一目瞭然に』表現されたり、言語のやりとりでは気づかなかった内界や状況が象徴的に投影されて姿を現すことがある。これらは直截的に伝わり、患者理解と受容を深め、さらには病態をより正確に把握するのに役立つ。」

　これらのことから、絵画には言語では説明できないものが時として言語以上に表現されると同時に、描かれた絵によって対象者への理解が深まり、心理面や病態のより正確な把握に役立つと考えられます。また、描かれた絵を継時的に眺めることで、治療経過の視覚的な確認が可能となり、かかわるすべてのスタッフ間での共有にもその役割を果たすでしょう。

2. 絵画療法における言語性

絵画療法の施行場面やその後のシェアリングによって言語表出が促されるケースも多く、そういった意味において、絵画療法は言語と完全に切り離せるものではないため、非言語と言い切ることも困難です。

中川[12]は言語による意思疎通が得られにくい人たちに芸術療法を用いて心の交流を求めようと根気強く時間をかけていくことにより、言語による交流が回復し、コミュニケーションを再び健康に取り戻すことができるといいます。言語的交流を甦らせることを目的として芸術療法を最大限に利用すると、効果的な結果を得ることができるのです。

ナウムブルグ[3]は絵画療法によって言語活動が促されることについて次のように述べています。

「内的体験を絵にして表していくにつれて、言語表現もまた明確に、またきめ細かくなるという場合が少なくない。当初は言語表現ができなかった人も、絵画表現あるいは造形表現を用いているうちに、自分の作品を説明しようとして、それが言語化の端緒となることも大いにある。」

また、ナウムブルグ[3]は芸術療法の利点として、内的体験が絵画として対象化されれば言語化の難しさを迂回できることと、象徴的イメージはフロイトのいう精神の「検閲」による抑圧を言語表現よりも容易に回避できることを挙げています。

抑圧された感情を、絵画という名の言語による表出で実際の言語活動を促し、周りの人々との交流を甦らせることは、絵画療法の意義の1つとして重要な意味をもつといえるでしょう。絵画と言語とは表裏一体の関係といえるかもしれません。

5 絵画療法の各技法

絵画療法の技法は主に、写生画、自由画、課題画の3つに分けることができます。集団絵画療法の参加者のなかには、指示されて安心する方と、指示や枠組みに抵抗する方が存在し、前者には写生画が馴染み、後者には自由画が好まれます[18]。

写生画に属するのは、たとえば風景画や静物画、人物画などで、集団絵画療法場面で取り組まれることが多いのに対し、課題画は投影法としてのスクリブル（なぐり描き）、構成法としての風景構成法[19]などがあり、主に個人絵画療法の場面において活用されています。

うつ病の患者さんにとって、最初から創造性が要求されるような絵画は負担になる、と大森[20]は指摘しています。自由画よりは課題画のほうが向いており、課題画でも抽象的テーマよりは平凡なものをテーマに選んだほうがよく、樹木や家が描きやすいほか、写生もよいといいます。筆者自身、第4章でご紹介している各種技法において、季節などをテーマに課題画として実施することや、第5章のように、野菜や果物などを題材に写生画としてのデッサンを、選択肢の1つとすることもあります。

自由画は個人と集団の両方で用いられる手法で、文字通り参加者が自由に描き、心のなかの悩みや不安、怒りなどさまざまな想いが表出されます。場合によっては、自宅や病室において自発的な自由テーマで作品を制作する方もいます。そうして描かれた絵を見せてくれるとき、どういう気持ちで描いたのか、筆者から尋ねることもあれば、ご本人から話してくれることもあります。

17ページに示す4枚の絵は、同一患者さんによって描かれた自由画です。家で描いたものを病院に持ってきて筆者に見せてくれました。この絵の直接的な宛先は芸術療法士として接する筆者です。しかし、作業療法室という共有空間で作業療法士やほかの患者さんの目に触れても構わないという様子や、作品に添えられた言葉から、この絵の宛先は筆者に留まらず、広く世間に対するメッセージであることが感じ取れます。

6 絵画療法の効果

大森[21]は芸術療法について、心の内に存在するものを表現し、しかも治療者・患者関係を背景に

88002-788 JCOPY

表 1　絵画療法による精神症状の改善

	精神症状				
	抑うつ気分	緊張感	焦燥感	不安感	疲労感
絵画療法前	28.7±28.0	29.1±29.0	22.5±24.1	33.0±29.0	33.1±27.2
絵画療法後	24.2±27.0	24.1±26.1	21.0±23.4	28.5±27.7	32.6±27.3
p 値	<0.0001	<0.0001	N.S	<0.0001	N.S

絵画療法の実施前後に自記式の Visual Analogue Scale を用いて精神症状の変化を参加者に記入してもらい、統計解析したもの。抑うつ気分、緊張感、不安感の 3 項目で有意な改善がみられた。

して、①カタルシス、昇華、葛藤の解消とそこからの解放、②自己の表現したものを改めてみつめることによって得られる「気付き」、自己の内に潜む問題点の把握、明確化、客観化、③内省、洞察への展開、　④創作を介した自己実現の喜び、心身統一体としての自己の認識、生のエネルギーの回復などが期待できると述べています。

飯森[10]は、自己表現や「芸術的」創造性は退行を促すことで防衛機制を緩めさせ、精神内界の自由な表現を可能にし、治癒的に作用するといいます。そして、それらは気晴らしや発散、レクリエーションとしての役割からはじまり、抑圧されていた情動の解放によるカタルシスはそのもっとも基本的な作用としています。

作品を仕上げることで生まれる満足感は達成感を与え、特に長期にわたる入院環境においては、絵のモチーフやテーマを通して季節感を味わい、時間を忘れて集中するなど、健全な生活リズムを取り戻すための、きっかけにもなり得ます。患者さん曰く、「絵を描くとスッキリして気持ちいい」という発散としての行為、「絵を描き始めてから生きている実感が出てきた」という生き甲斐としての取り組み、「絵の時間が一週間のなかで一番の楽しみ」という趣味の創造など、絵画療法の参加者によって、効果の内容はさまざまです。

式場[22]は芸術療法について、「次第にその技術的な向上も伴って創造性の増強、作業手順に対する理解、速度の向上などからも、社会復帰への道を大いに助けることになる」と述べています。また、徳田[23]の指摘にもあるように、社会復帰の段階に進んだ人や趣味として絵画制作を続けたい人にとって、絵画制作にまつわる行きづまりの打開や失敗の克服などは、それぞれの人生観の醸成や人生の悟りにも関連をもつまでに高めることができるでしょう。

1.　量的検討

絵画療法の効果を量的に検討することは、客観的な指標として意味があります。手法としては、質問紙を用いる方法や、描かれた絵画を測定することで数字に置き換える方法などがあります。そこで得られた数字は統計解析を経て、描かれた絵の変化や療法としての効果の有無を検討することができます。

質問紙を用いた研究には、化学治療中のがん患者 60 名に対して水彩による絵画療法を実施し、4 回以上参加した群で抑うつ気分の有意な減少を報告した Bar-Sela ら[24]や、精神疾患をもつ患者さん 106 名を対象に絵画療法の実施前後を比較し、「集中できる」「楽しい」などの 6 項目において、6 回実施した絵画療法で効果が認められた甘庶ら[25]の報告などがあります。

筆者[26]は集団絵画療法において、1 回ずつの絵画療法が、その単回効果として精神状態にもたらす影響について、うつ病、統合失調症、双極性障害の患者さん延べ 334 名を対象に調査しました。絵画療法前後の精神症状の変化に関して、抑うつ気分、緊張感、焦燥感、不安感、疲労感という 5 種類の精神症状を Visual Analogue Scale（100 mm の横線に縦線で印を付けることで、症状などの程度を計測する視覚的な手法）に記入してもらう形で把握したところ、抑うつ気分、緊張感、不安感の 3 項目で改善がみられました（表 1）。また、緊張感と不安感の 2 項目においては、統合失調症の患者さんよりも、うつ病の患者さんでより高い効果がみられました。

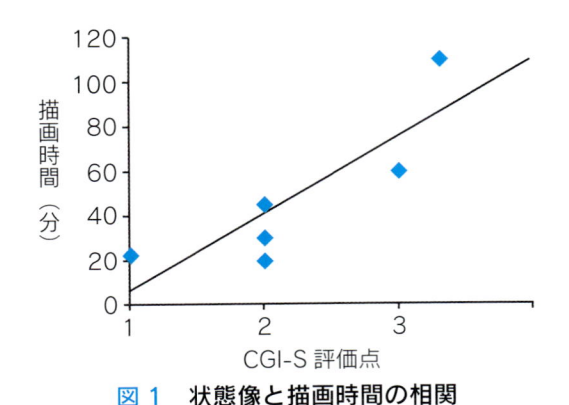

図1　状態像と描画時間の相関

横軸の CGI-S（Clinical Global Impression-Severity）評価点は重症度（数字が多いほど重症）を表し、縦軸は描画にかかった時間（分）を表している。

絵画療法の効果や対象疾患について調査するこのような研究は、絵画療法の意義や適応を検討するうえで役立つものと考えられます。

また、筆者[27]は軽躁状態を呈した統合失調症の患者さんに対して施行した9回の個人絵画療法で描かれた6作品について、描画時間と描画面積を測定し、精神状態との関連を検討しました。その結果、絵画療法の経過とともに精神状態が改善し、1作品あたりの描画時間と描画面積の減少がみられました。特に、状態像と描画時間との間には有意な相関（p＝0.034）が認められました（図1）。軽躁状態だった患者さんの状態像が落ち着くとともに、明らかに描画時間が減少したということです。絵画療法で描かれた作品の描画時間を測定することで、精神状態の少なくとも一部を推定できる可能性があると示唆されました。

このように、患者さんの描いた作品を量的に検討することは、縦断的な病状の把握や、その重症度を知る1つの方法となり得ます。また、絵画から得られた定量的情報の主治医や看護師などに対するフィードバックは、言語面接では得られにくい、細かな評価につながる可能性もあるため、より適切な治療や看護に結び付くことが予想されます。

2.　質的検討

絵画療法で描かれた絵の内容や表現方法、言語化の内容を検討することで、絵を描く意義や効果について知ることができます。ここでは、筆者のかかわった3症例について、時系列に作品を追いながら検討したいと思います。

患者さんの作品の掲載にあたり、ご本人より同意を得たうえで匿名性の保持に十分配慮しました。便宜上、症例は A～C で記載しています。

症例1

18・19ページの絵は、双極性障害の患者Aさんが集団絵画療法場面で2週間の間に描いた6枚の自由画です。1と2の絵は太い筆で絵具を画用紙に叩きつけて描かれたものです。1の絵は患者さん自身による「静かな気持ちになりたい」という題名の冷静さに比べ、絵具を叩きつけた大胆な筆跡が印象的です。2の絵では、絵具を叩きつける回数が増えており、「うるさいよ静かにして」という題名からも怒りが増していることがわかります。2の絵で頂点に達した怒りが3の絵で葛藤へと転じたことは、渦巻いた筆致と「知りたいのか、知りたくないのか、わからない。」というコメントからうかがえます。そして、4から5の絵にかけて筆致が落ち着き、徐々に鎮静化へと向かう様子がみられます。6の絵では、ついに画用紙の上に筆で水滴を置いただけの「行為」のみの表現となっており、もはや怒りを投げつける絵具は不要となりました。

岩井[28]は「思い切り画面に色をたたきつけたりすることは、全身にうっ積されたものを解放していく効果がある」とし、河合[29]は箱庭療法や遊戯療法と、絵画療法を比べながら、絵画は「作品」としてのまとまりをもつことが多いが、絵画療法においては「ぬたくり」や単に線を引き回したものにも治療的意味があるといいます。本症例も、絵具の「ぬたくり」や「叩きつけ」によって自分のなかの怒りを表出することでカタルシスを得て、水滴の表現に至るほどの心の穏やかさを取り戻すことにつながりました。自由画として怒りや葛藤などのうっ積した感情を表出することで言語化を促し、感情を整理する役割を果たしたように思います。

88002-788　JCOPY

自由画に表現された想い

❶ 目

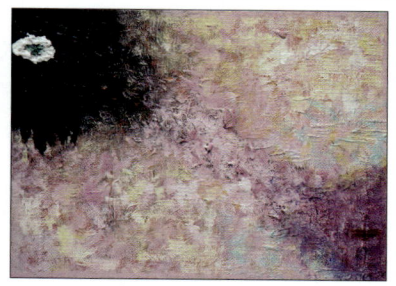

アクリル絵具・F4 キャンバスボード

作者のことば

人は表向き、色んな綺麗ごとをいうけれど、奥底はとても醜く、惨く、残酷なものをもっている。私がこれまでに薬を飲んできた辛さも知らずに人は簡単にモノをいう。心の汚い部分はある所で線を引いたように切り替わる。

セラピストより

画面の大半を占める明るい部分が「綺麗ごと」で、左上の黒い部分が「醜く、惨く、残酷」な心の汚い部分として表現されています。

❷ 私と薬

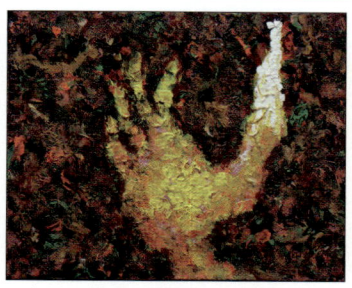

アクリル絵具・F3 キャンバスボード

作者のことば

私を支えてくれるのは薬で、それを長く飲んで来て初めて減って、飲み続けてよかった、頑張ったという喜び。背景は生きて来た世の中のゴタゴタ。

セラピストより

親指に乗った白いものは、これまで支えてくれた薬だそうです。頑張った喜びは黄色く明るい手として描かれ、背景の暗さ（世の中のゴタゴタ）と対比されています。

❸ 地獄と天国

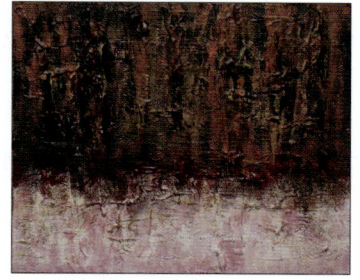

アクリル絵具・F3 キャンバスボード

作者のことば

世の中は美しい天国（下の白い部分）と、醜いモノがつきまとう地獄（上の暗い部分）でできている。ほとんどが醜いモノが勝っている世の中。何故天国が上でないかというと、みえにくい醜いモノが襲いかかり勝っているから。

セラピストより

天国が地獄に押しつぶされています。醜い地獄が上から襲いかかってくる様子が、この絵を見る側にも迫ってくるようです。

❹ 不条理

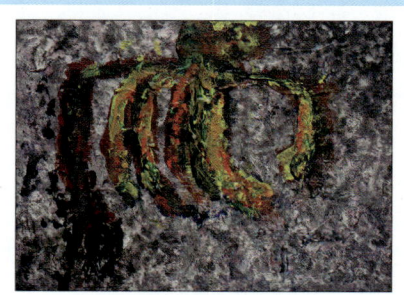

アクリル絵具・F4 キャンバスボード

作者のことば

世の中でいう普通（指 5 本）には常に不条理なモノ（6 本目の指）が付いて来る。

セラピストより

自身の病や身の上を不条理なものとして 6 本目の指に例えています。その指は画面左側に赤黒くほかの指より大きく描かれ、印象的です。

筆致にみる感情の推移

❶ 静かな気持ちになりたい

アクリル絵具・8つ切り画用紙

作者のことば

私には周りの世界は要らない。静かで、穏やかで、いたいだけ。

セラピストより

ペンキ用の大きな刷毛で絵具を思いきり叩きつけて描かれています。

❷ うるさいよ静かにして

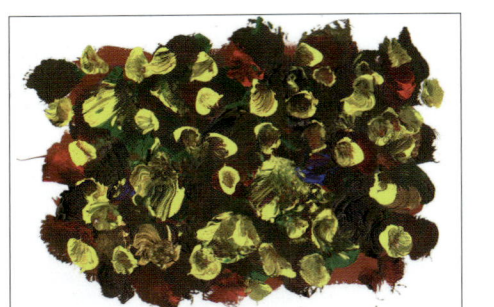

アクリル絵具・A4画用紙

作者のことば

ここは人ばかり、人の声ばかり、人の声、人の声ばかり、うるさくてたまらない

セラピストより

筆のサイズは小さくなりましたが、叩きつける回数は増えています。

❸ 向こう側

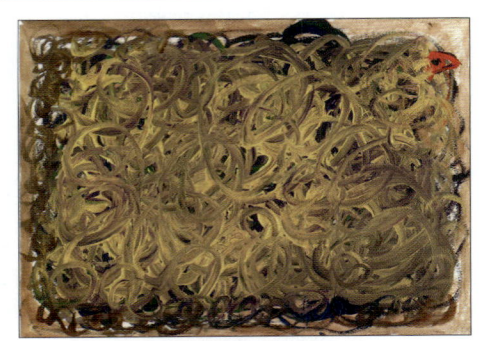

アクリル絵具・A4画用紙

作者のことば

私はいつも、難しい世界に居る、私の向こうの世界を、知りたいのか、知りたくないのか、わからない。

セラピストより

渦巻いた筆跡と混沌とした画面から作者の心の葛藤が伝わります。

88002-788　JCOPY

④　よみがえるへむかう

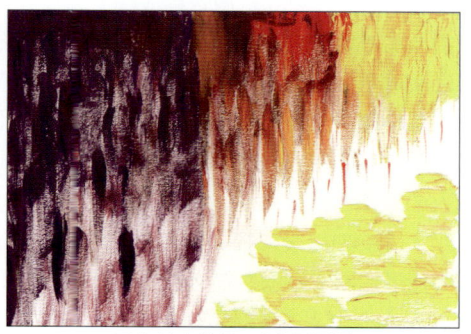

アクリル絵具・A4 画用紙

作者のことば

少しずつ、何とかしたい。心がまとまってくれれば、私の心も、今よりもっと善くなると思いたい。

セラピストより

筆の動きは落ち着きましたが、画面の約半分を覆う暗い紫が印象的です。

⑤　感　　情

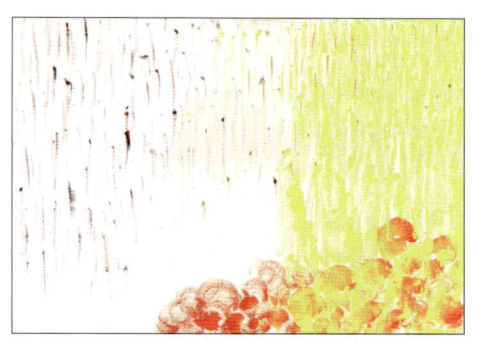

アクリル絵具・A4 画用紙

作者のことば

人には色んな感情があり過ぎて難しい。優しさも、悲しさも、明るさも、淋しさも、みんな、どう感じているのだろう。

セラピストより

暗い紫は細く途切れ途切れの線となり、画面の明るさが増しています。

⑥　静か　綺麗

作者のことば

何もかもが　純すいで優しく　あって欲しい

セラピストより

筆を使って水を置くだけの作品となり、この連作は終結となりました（画用紙が灰色に見えるのは光の加減です。ほかの作品と同じ白い画用紙を使っています）。

水・A4 画用紙

症例 2

　次頁の絵は男性患者Bさんが入院中に集団絵画療法場面で描いたものです。これまで、お兄さんに助けられながら、何とか一緒に家業をこなしていたBさんでしたが、被害妄想の再燃により仕事が手につかなくなり、入院となりました。入院直後に描かれた絵（1の絵）は萎縮した印象を受けますが、治療（薬物療法、精神療法、作業療法、絵画療法）が進み、退院が近づいたころには太陽も描かれ（太陽体験）、非常に活き活きとした生命力溢れる絵となりました（2・3の絵）。2つある山は病院近くの山かと思いBさんに尋ねたところ、「富士山」と答えてくれました。なぜ富士山が2つあるのかという筆者からの問いに対しては答えに窮していましたが、よく見ると2枚（2・3の絵）ともに左の富士山が少し大きくて、右の富士山がやや小さく描かれています。山中[30]は、風景構成法に描かれたアイテムの象徴と意味について触れるなかで、「山」は描く人の置かれた「状況」と、今後の「見通し」を与えるよすがになることがあると述べています。Bさんによって描かれた絵（2・3の絵）はともに風景構成法ではないものの、山のある風景画となっています。お兄さんと一緒に家業を営まれている患者さんでしたから、お兄さんの存在が大きかったことは想像に難くありません。左の富士山がお兄さん、右の富士山がご本人の象徴と捉えることもできるでしょう。Bさんが入院中の最後に描いた絵（3の絵）にはBさんの仕事に関する物も描き込まれました。退院後はお兄さんとともに家業に戻られたBさんにとって、これらの絵は、退院と復職に向けての心の準備となったのかもしれません。サインとしての太陽（太陽体験）については24・26ページで触れています。

コラム 1　絵画療法に情熱を注いだ画家エイドリアン・ヒル

　イギリスの画家であるエイドリアン・ヒル（1895–1977）は、1942年に「Art Therapy（絵画療法）」という言葉を考案し、1951年に『病気を描きなおす（Painting out illness）』という絵画療法についての本を出版しました。この本は1995年に式場隆三郎によって日本語に翻訳されました。ヒル[2]はそのなかで、絵画療法という言葉を考案した理由を2つ挙げています。「一つは美術というものが病人の治療に必ず役立つに違いないと思ったからであり、もう一つは『療法』という言葉のひびきが医師の注意をひき、その言葉に医学的、学問的な価値と重みをあたえるであろうと信じたからである」と述べており、このころから「絵画療法」という言葉とともに、その内容が注目を集め、イギリスから世界に広がりはじめたと思われます。

　ヒル[2]は「美術的に形づくるものは、自らも美術的に形づくる」という考えを証明しようとし、長期入院によって自発性を失い、極度の退屈の犠牲になっている人々に「芸術的冒険」の種を植え込むために絵画療法を導入することで、療養と回復がはかどると考えました。これは、画家であるヒル自身の療養経験から感じたことでした。彼のいう絵画療法には、「患者自身による制作」と「名画鑑賞」の二種類があり、患者への絵画制作の指導を病院に導入しただけでなく、病院内に名画の複製画を飾り、しかも定期的に取り換えるというシステム作りにも取り組みました[2]。

　絵画療法において、画家は制作を重視する傾向にありますが、ヒルが「制作」と「鑑賞」という2つの絵画療法にバランスよく取り組んだことは、画家としてのみならず療法家としての存在を際立たせています。

88002–788　JCOPY

復職への道のり

❶ 静 物 画

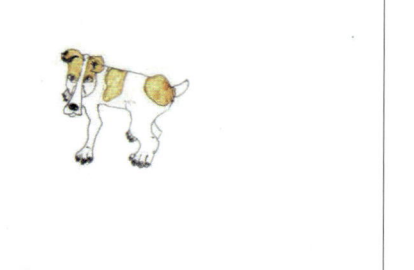

色鉛筆・8つ切り画用紙

セラピストより

入院直後に描かれた絵です。患者さん自身で題材に犬の置物を選びました。犬は画面の6分の1ほどのサイズに小さく描かれ、萎縮した印象を与えます。

❷ 自 由 画

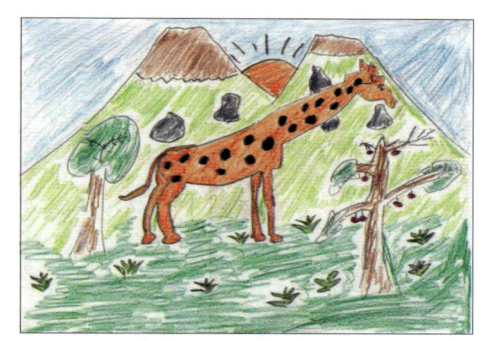

色鉛筆・8つ切り画用紙

セラピストより

退院の目途が付きはじめたころの絵です。キリンの置物を題材に、背景は想像で自由に描き加えています。山や太陽が大らかに描かれ、萎縮した印象はなくなりました。

❸ 自 由 画

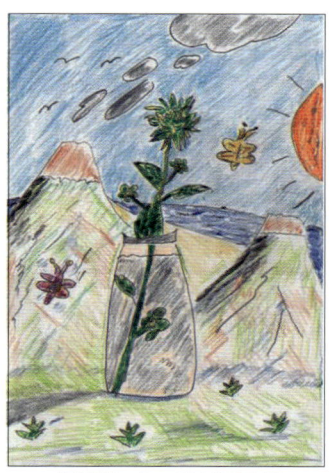

色鉛筆・8つ切り画用紙

セラピストより

退院直前に描かれた絵です。花瓶に挿した一輪の花以外は想像で描かれています。復職を意識したと思われる、Bさんの仕事に関するものも描き込まれました。

症例3

　軽躁状態で入院した統合失調症の患者Ｃさんが入院直後に個人絵画療法で描いた絵（次頁の自由画）には、凶暴な熊（1の絵）がモチーフとして選ばれました。熊の眼は赤く血走って牙を剥き、背景もすべて塗りつぶされました（掲載はモノクロ）。そして、軽躁状態が落ち着くとともに身近な植物や名画の模写などに移行しました。その後、やや軽うつに傾いたころには馬がモノトーンで描かれ、背景は手つかずの淋しい印象の絵となりました（2の絵）。このようなテーマの移行は精神の状態像を反映する指標となり、経過診断として有用である可能性が考えられます。また、「1本の実のなる木を描いてください」という教示に基づくバウムテストでは、入院直後には直線的で無機質な実のない木（3の絵）を描きましたが、退院直前には自然な曲線をもった木（4の絵）となり、実を付けるなど現実味を帯びた表現へと変化しました。薬物療法とともに絵画療法を繰り返すことで軽躁状態が落ち着き、患者さんの情緒的な側面が描画に現れたと考えられます[31]。

7　絵画療法における注意点

　絵画療法が治療法である以上、効果だけに注目するのではなく、その使い方や副作用、禁忌にも目を向ける必要があります。

1．実施上の注意点

　精神を病む人々は往々にして心の深淵を覗かせる、あるいは人間の根源的存在を露わにするような凄い作品を生み出すことがあります。そのようなときに、大森[21]は患者さんの病態を忘れて作品の魅力の虜になってはならない、と述べています。絵画療法は芸術作品を作り上げること自体が目的ではなく、その工程が重要であり、患者さんの症状の緩和や治癒に、その目的があることを再認識せねばなりません。高江洲[32]は、絵が描けないときには「描けない」あるいは「描かない」と

いう重要な意義が存在し、妄想画を多作しすぎるときには、「絵を描かせない絵画療法」も必要としています。絵画療法には断る自由があると同時に、一度断った患者さんでも、絵を描きたくなったら、いつでも参加できるような自由で開かれた環境を整えておく必要があります。

　入院中の患者さんの場合においては、「病室に戻って続きを描きたい」「週末に創作活動をしたい」と画材などを絵画療法場面から病室へ持ち帰ろうとすることがあります。急性期では、活動量が自身でコントロールできない患者さんもいるため、その時々の要求に実施者が振り回されないように枠組みを守って実施することで、安定した関係性を築くことができるでしょう。また、軽躁状態においては、その場にないサイズの画用紙を要求することもありますが、症状を助長しないように枠組みを守って実施すべきであると思われます。

2．解釈上の注意点

　徳田[9]は、葛藤や無意識的なイメージを絵画に表出するイメージ絵画療法において、「一枚ずつの描画のみで、そのメッセージを読み取ろうとすることは十分な情報把握にはならないし、またそれのみで判断するのは危険をおかす場合が多い」として注意点を述べています。伊集院[33]は、描き手の表現病理はいつも表現されるわけではなく、10〜20枚に1枚ないし2枚、特徴的なものが描かれることが多いため、1枚の絵からの解釈、とりわけ病理の解釈をし過ぎないことが大切としています。

　実施が複数回に及ぶ絵画療法においては、時間軸に沿って表現の流れを追いながら、一連の絵画を総合的に捉えることが肝要です。

3．副作用

　飯森[10]は表現することがかえって現実認識を歪め、不眠や対人関係の問題が生じるなど、絵画療法が悪化促進要因となっていると判断されたら、たとえ患者さんが続行を希望しても速やかに中止する必要があると述べています。また芸術療法は、自我境界が希薄な例において、現実に知覚

88002-788　JCOPY

動物に投影された状態像

❶ 軽躁時に描かれた熊の絵

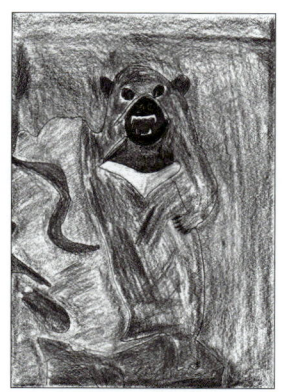

色鉛筆・A4 画用紙

セラピストより

新聞に掲載された写真から凶暴な熊が題材に選ばれ、背景を含めて 630 cm^2 の画用紙がすべて塗りつぶされています。同時期の絵の題材は宇宙やモンブラン（山）などのスケールの大きなものが多くを占めており、軽躁状態をうかがわせます。

❷ 軽うつ時に描かれた馬の絵

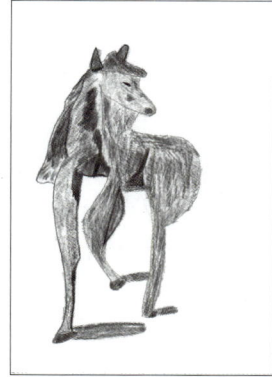

色鉛筆・A4 画用紙

セラピストより

絵画療法の実施場所にあったピカソの本から「馬を引く少年（1906 年）」を部分的に模写し、馬のみを描きました。背景は手つかずのままであり、630 cm^2 の画用紙のうち、描画面積は約 3 分の 1 にあたる 216 cm^2 へと減少し、軽うつの状態が伝わります。

変化を遂げた 1 本の実のなる木

❸ 入院直後のバウムテスト

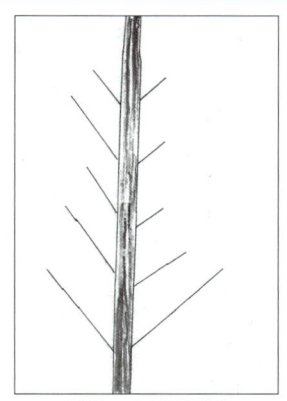

鉛筆・A4 画用紙

セラピストより

入院直後の軽躁時に描かれたバウムです。枝は単線で分枝もなく直線的であり、無機質な印象を与えます。教示にある実は描かれていません。どこか超然とした印象を与える木であり、抽象的・図式的ともいえるでしょう。

❹ 退院直前のバウムテスト

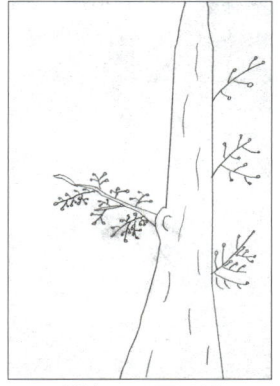

鉛筆・A4 画用紙

セラピストより

退院直前に症状が軽快した状態で描かれたバウムです。自然な曲線をもった木となり、枝の先端には「どんぐりの実」が描かれ、入院時に比べると全体的にやわらかな現実味を帯びた表現へと変化していることがわかります。

されたこととイメージ、現実の出来事と想像上の事象とを混同して混乱状態に陥ることや、思考の解体を引き起こす危険性を孕んでいるといいます。さらには、幻覚や妄想が出現する可能性もあるといい、こうした副作用はその場では現れなくても、患者がその夜に不眠を呈したら危険な兆候と判断されるとしています。

また、副作用は画材の性質や技法によってもたらされることもあります。その1つに、絵具の動きやすさや流れやすさを表す「流動性」を挙げることができます。油絵では油、水彩では水を加えることによって絵具の流動性が増し、それによって「にじみ」や「垂らし」など、さまざまな絵画の技法が可能となります。これまでにも多くの画家が、この「流動性」を用いて作品を成立させ、鑑賞者の眼を惹きつけてきました。Hinz[34]は絵画療法に関する著書のなかで、流動性のある水彩絵具が制作過程において感情の変化を引き起こす可能性について触れています。以前、筆者が絵画療法場面で接した例では、不安感と焦燥感の強い患者さんが、水彩絵具を水で溶いた瞬間に、水に広がる色を見て一気に不安感と焦燥感を高め、一時的な症状の悪化を招いたことがありました。これは、水彩絵具を水で溶いたことによって生じた流動性が、患者さんのさらなる不安感を引き起こしたものと考えられます。絵具の流動性によって引き起こされる感情の内容は、疾患の有無や病状によって変わるため、絵画療法において提供する画材と技法については、適切な選択が必要となります。

4. 禁忌

風景構成法を考案した中井[35]は、芸術療法に直接的な危険性はないとしながらも、「急性幻覚妄想状態」と「不眠の続く状態」は禁忌であり、断る自由のあることが自然と感じられる場である必要性について述べています。

飯森[10]は「明らかな自我障害がみとめられるケースは無論のこと、自我境界が希薄なケースでも、自由画や箱庭などのような自由連想法的もしくは退行促進的な表現は現実の枠を外れてイメー ジの喚起や連想の広がりを無秩序に刺激するために禁忌となる」と、病態レベルの把握が必要であるとしています。自由な表現は芸術療法の基本ではあるものの、「自由に表現することの孕む危険性」[10]について忘れてはなりません。

5. サイン

思春期を中心に家族絵画療法に取り組む石川[36]は、自殺予告徴候としての「未完成サイン」について報告しています。時間をかけて描画に取り組み、作者の完全癖を偲ばせるような緻密な構成や明細化の部分がありながら、一見すると中途半端で描くのをやめてしまったようにみえる描画が、希死念慮と一致していた例があったといいます。

宮本[37,38]は、統合失調症の回復への転回点において、描画に太陽が出現する（太陽体験）といい、徳田[39]は、うつのときには月や星、心理状態がよくなってくると太陽が描かれることがあるといいます。太陽は好転の兆しと思われますが、うつ病は最重症になる前の時期や回復期に自殺企図が多いことも指摘されており[40]慎重な対応が望まれます。

6. 絵画療法の終結

絵画療法の参加者が、心の内の怒りや不安、悩みなど、抑圧されたものを吐き出すように次々と画用紙の上に表現し、一通り描き終えたところで、急に絵を描かなくなることがあります。これは、描かなくなるというよりも、描く必要がなくなる、という表現のほうが合っているかもしれません。そうした場合には、絵画療法の役目を終えたことになるため、実施者の都合や興味で漫然と行ってはなりません[10]。しかし、参加者にとって創作活動が楽しみや生き甲斐、生涯学習的な意味合いをもつ場合には、長く続けられることもあるでしょう。

8 疾患による描画特徴

精神障害をもつ人々は、その障害によって表現

88002-788 JCOPY

に独特の色彩が加味され、疾患別にある程度共通する特異な表現がみられます[21]。ここでは、これまでに報告された疾患別の描画特徴の一部について触れながら、筆者が臨床場面で出会った描画について記します。

1. うつ病

　うつ病の表現病理については、これまで大森による詳しい報告がなされてきました[20,41,42]。うつ病患者の絵画にみられる内容的な特徴は、枯れ木や冬景色など生命力が奪われた荒涼とした無人の世界、冷たく閉ざされた門や壁のように、寂しさと厳しさを連想させるものが描かれるという点にあります。さらに、黒い鳥や黒い雲などに象徴される不吉な不安、墓や埋葬などの死を暗示するものなど、暗く寂しい、前途がないと感じるうつ病の世界を反映した内容が目立つといいます。これらの背景には、うつ病における抑うつ感、悲哀感、不安感、微小妄想的傾向が存在する[20,41]と考えられますが、病状の回復とともにこのような描画特徴は少しずつ消退します。そして、回復期には、意欲や希望を投影したと考えられる前向きの明るい内容が描かれる場合もあります[20]。

　筆者が絵画療法を通して接したうつ病の女性患者さんは、入院直後に無人のブランコ、レンガの壁、丘の上の小さな一羽のウサギなど、寂しさや冷たさなどを感じさせる作品を描いていましたが、回復期を迎えて窓から見えるアジサイの花を描き、「雨降って地固まる」と言葉を添えて新たな一歩を踏み出すことができました。

　うつ状態による形式的な特徴としては、精神運動抑制に伴う描画開始の遅れと描画時間の遅延、未完成の作品、少ない色彩、寒色系の選択、目立つ空白、弱い筆圧などが挙げられますが、この特徴は病桎の出現、増悪、回復と密接な関連をもって観察されます[20,41,42]。一方で、回復期には細部までの几帳面な描き込み、シンメトリーと遠近法の強調などがみられ[20]、うつ病の病前性格といわれるメランコリー親和型人格や執着気質が描画傾向に影響を与えていると考えられます[43]。ドイツの精神医学者テレンバッハは、生来的にうつ病に

かかりやすい人の特徴として、メランコリー親和型人格を提唱しています。この人格の人は、仕事の上では正確、綿密、勤勉、良心的で責任感が強く、対人関係では他人との衝突や摩擦を避け、他人に心から尽くそうとする「他者のための存在」あるいは「他者との共生」という傾向を示します。道徳的には世俗的意味での過度の良心的傾向を示すなど、一定の秩序に固着してはじめて安定した存在として生活を営むことができるといいます[40]。また、下田によれば執着気質は仕事熱心、凝り性、徹底的、正直、几帳面、強い正義感や義務責任感、ごまかしやずぼらができないという特徴をもつとされます[40]。筆者が接するうつ病の患者さんのなかにも、ちぎり絵を作る際に折り紙をミリ単位で細かくちぎって長時間にわたって貼り続ける方や、ボールペンによる点描でおびただしい数の点を打つなど、過剰に細かい作業に熱中する几帳面な方々がいます。このような方々はメランコリー親和型人格や執着気質が影響し、作品作りにおいて細かさや几帳面さとして表出されると考えられます。

2. 双極性障害

　双極性障害では、躁や軽躁、抑うつといった状態像によって描画特徴が異なります。大森[41]によると、躁の描画内容の特徴としては、生命力に溢れた色彩豊かな大勢の人物像、露わな感情表現に基づくテーマ選択、性的な表現がみられるといいます。軽躁のうちは画面に物語性が持ち込まれることもありますが、重症になれば混沌とした充満としてまとまりを欠くとされます。徳田[44]も同様の指摘をしており、躁状態においては、症状安定期までの高揚感に対応する描画は、拡大的、拡張的、散乱的なものでまとまりに欠けるといいます。

　形式的な特徴としては、躁状態においては、描画速度が速く多作であり、色彩は豊富で赤などの暖色系が用いられます。さらに、空白は少なく画面いっぱいに埋められることが多く、筆圧も強く塗り込みも厚いとされます[41]。色について徳田[44]の表現によれば、「強烈な色調」が用いられ、筆者の知るなかにも蛍光色を使用して描かれた絵があ

りました。

　筆者がかかわった双極性障害の患者さんのうち数名は、うつ病相から軽躁病相へ移行する段階において、色数や描画面積が増え、完成度（密度）が高くなるなどの変化がみられました。また、静物画でありながら背景に水玉模様や日章旗、あるいは光背のように放射状の線を入れるなど、その場にないものを描くこともありました。このような描画特徴を踏まえることで、状態像を捉える手立てとなるでしょう。

3. 統合失調症

　統合失調症者の描画様式について市橋[45]は、感情鈍麻の影響によって描線の硬さが生じ、知覚過程や認識過程の障害によって描画対象の二次元化が進み、絵が平面的になると述べています。写生場面においては、対象を見る時間は非常に短く、ほとんど顔を上げずに画面構成をし、現実の対象に触発されてはいるものの、常同的なパターンで仕上げる例があるといいます。また、羅列的な絵や左右対称の絵も多く、統合失調症においては、うつ病のように描画内容よりも描画様式に病理が表れることを報告しています。

　筆者の体験においても、慢性期に至った統合失調症の患者さんが描いた硬く抑揚のない線に、平面性を感じることが多々あります。静物画においては、物の重なりや奥行きは再現されないことがほとんどです。たとえば、リンゴの前にレモンがあって重なっていたとしても、あたかも重なっていないかのようにリンゴとレモン両方の姿が全部見える状態で描くというものです。さらに、箇条書きのように、果物や花を羅列的（並列的）に描くこともあります。色付けに際しても、微妙な色の違いや明暗が再現されることはまれです。

　統合失調症者の表現の特徴について、精神科医であり精神病理学者でもある宮本は、『叫び』を描いたムンクを引き合いに、人物を描く際の正面性について指摘しています[46,47]。筆者の接する、描画好きな慢性期の患者さんが自発的に描いた何枚もの人物画は、正面向きの顔が大半であり、鼻と奥の頬が重なって見える斜め向きに描かれた顔

は、ほとんど確認できたことがありません。統合失調症の患者さんは奥行きと重なりの表現において非再現的といえるでしょう。

　また宮本[37,38]は、統合失調症者の描画において病的世界への転回点で太陽が沈み、回復への転回点で太陽が昇ることがあるといいます。ムンクが妄想的世界から立ち直った直後に構想した太陽壁画に拠って、これを「太陽体験」と名付け、病像転換の契機となっていることを指摘しています。本書の症例（21ページ、2・3の自由画）においても、病状が改善した後、退院直前に太陽が出現しています。このような「太陽体験」は病状の回復過程を読み取るための指標の1つとなり得ます。

4. 発達障害

　寺山[48]は、文字、数字、アルファベットに興味をもった男児が、商品のラベルや車のナンバーなどを幼児期から成人に至るまで描き続けた症例を紹介しながら、自閉症児の描画の特徴として、限られた対象への関心の強さを指摘しています。また、特に好まれるものとして、自動車、電車、換気扇、時計などの動くものや回転するものが多いといいます。

　他方で、小林[49]は自閉症にみられる知覚変容現象の概念を提起し、視覚変容現象として漢字への強い興味が異性への関心と結び付き、特定の漢字に対して相貌的知覚が生じた17歳の女性の例を報告しています。この症例は、漢字を空想上の人物に見立て、頭部が漢字（新聞からの切り抜きを貼ったもの）、体が人間という絵に描き表したとのことです。

　筆者のこれまでの経験においても、寺山の報告にあるように、電化製品をはじめ、貨幣、トランプ、ロゴなど、文字と数字の含まれた題材を繰り返し描く例がありました。発達障害者に好まれる、このような特定の題材は、行動や興味の著しい限定や反復的・常同的な行動（こだわり）に基づく傾向と考えることができるでしょう。

88002-788 JCOPY

9 絵画療法としての絵画鑑賞

美術館へ絵画鑑賞に出かけることが、患者さんや利用者さんの楽しみの1つとなっている施設もあるようです。絵を描くことよりも、絵画鑑賞に興味のある人のほうが、その数は多いかもしれません。しかし、これまで絵画療法の分野において鑑賞について語られることは、ほとんどありませんでした。

ここでは、美術館や学校教育における絵画鑑賞や鑑賞教育について概観しながら、精神医療における絵画療法としての絵画鑑賞について、筆者の取り組みをご紹介します。

1. 美術館における絵画鑑賞と鑑賞教育

一般的に、絵画鑑賞には受動的な鑑賞と、能動的な鑑賞の2種類があると考えられます。受動的な鑑賞というのは、たとえば、音声ガイドや学芸員の解説を聞きながら鑑賞する方法です。一方で、能動的な鑑賞方法の1つとして挙げられるのは、絵に何が描かれているのかを複数名で対話しながら鑑賞する方法です。

ニューヨーク近代美術館教育部の部長を務めたヤノウィン[50]は、絵画作品を前に「この作品のなかで、どんな出来事が起きているでしょうか？」「作品のどこからそう思いましたか？」「もっと発見はありますか？」という3つのシンプルな問いかけをしながら対話を展開する対話型の鑑賞法により、ヴィジュアル・リテラシー（図などの視覚的なテキストを読み解き、発信する能力）、思考力、傾聴や自己表現といったコミュニケーション力の向上が見込まれ、教科を横断して子どもたちの学びに有効と述べています。1990年代、この手法の日本への紹介が足がかりとなり、それまでの解説型の鑑賞教育に加え、問いかけを用いた鑑賞法が各地の美術館で展開されるようになりました。

2. 学校教育課程における鑑賞教育

1963年にローウェンフェルド[51]による「美術による人間形成」という著書が日本で翻訳出版されました。鑑賞のための簡単な質問として「どういうふうに感じますか」「何を思い出しますか」「好きですか」「どうして好きなのですか」などの質問が鑑賞のための出発点になると記されており、このころよりすでに日本において、オープン・クエスチョンによる問いかけが紹介されていることがわかります。

学校教育課程における美術の授業では、絵画作品を前に教師が生徒に問いかけをしながらさまざまな意見を拾い上げていくという能動的な絵画鑑賞法が、少なくとも1973年から行われていたことが野島の実践報告[52]でわかっています。

上野らは2002年に対話による美術鑑賞を「対話による意味生成的な美術鑑賞」と名付け、作品に対する自分の見方、感じ方を他者と交流し、対話を通して個々の見方を深めたり広げたりしながら、集団で意味生成することに重きを置くという考え方であると定義しました。また、「意見の交流を通して自己の相対化や他者理解が促される経験は、心の教育や人々の相互理解が求められる昨今、きわめて重要な教育的経験」であり、「単に美術を理解するのではなく、美術を通してこの社会を豊かに生きる力を育てようとする、いわば美術を通しての人間形成を目指す教育方法」と、対話による鑑賞教育のありようについて言及しています[53]。このように、単に美術が目的ではなく、それを通して集団のなかで他者を知り、己を知ることが生きる力に結び付くという考え方は、絵画療法における能動的な絵画鑑賞の意義につながるものと考えられます。

3. 精神医療における絵画鑑賞

筆者は現在、統合失調症、双極性障害、うつ病、発達障害などの患者さんを対象に、対話による絵画鑑賞に取り組んでいます。ここでは、絵画療法としての「対話による絵画鑑賞」の意義と効果についてご紹介します。

①特徴

対話による絵画鑑賞は、絵画を緩衝材として自

然な流れで他者の考えを知り、受け入れ、共感する心を育むという点において有意義です。この手法では参加者が絵画のほうを向き、絵画を見ながら発言を行います。他者に対する反対意見を発言する場合も、参加者はお互いに目を合わせることもありませんし、誰が発言しているのかはおおむねわかるものの、皆が同じ方向を向いているために、ある意味では匿名性があり、対人緊張が強い場合などは会話のやり取りがマイルドになるところが、この手法の特徴の1つといえるでしょう。

②効果

臨床上、その効果を把握するために、絵画鑑賞の前後で自記式の質問紙を用いて確認したところ、抑うつ気分や不安感などの精神症状の改善がみられました。また、鑑賞会の最後の感想に、「いろいろな意見があって面白かった」「自分の意見と他人の意見が全く違って興味深かった」という内容を度々目にしますが、これは、対話を用いた絵画鑑賞を通して人によって意見が違うことを知り、それを受け入れることができたということです。この鑑賞会が楽しいからと、参加経験のないほかの患者さんを誘って参加する患者さんもいま

す。また、「絵に興味が出てきてテレビの美術番組を見るようになりました」という話も聞かれます。この鑑賞会をきっかけに、絵に興味をもった患者さんが、描画による絵画療法に参加するようになるなど、行動に変化を与える力が「絵」と「対話による鑑賞」にはあるようです。

作品の感じ方についての正解はありません。いろいろと想像を巡らせるところが絵画鑑賞の醍醐味でもありますが、白黒思考の患者さんが対話による絵画鑑賞を通して「灰色」を受け入れ、曖昧さの享受に至ることもあります。

4. 精神医療における絵画鑑賞の注意点

精神科領域で絵画鑑賞を行う際に、被注察感や注察妄想をいたずらに刺激しないような作品選びを心がける必要があります。ムンクの『叫び』の背景に描かれている真っ赤な空は不気味で妄想気分を高めるかもしれません。あるいは、宗教妄想のある患者さんの場合は宗教画を用いることで、症状に影響を与える可能性が懸念されます。このような点に注意しながら、参加者の症状に合わせた作品選びが求められます。

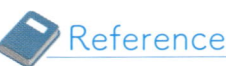 Reference

1) ハンス・プリンツホルン 著, 林 晶, ティル・ファンゴア 訳：精神病者はなにを創造したか—アウトサイダー・アート/アール・ブリュットの原点—. ミネルヴァ書房, 東京, 2014

2) エイドリアン・ヒル 著, 式場隆三郎 訳：絵画療法. 美術出版社, 東京, 1955

3) マーガレット・ナウムブルグ 著, 中井久夫 監訳, 内藤あかね 訳：力動指向的芸術療法. 金剛出版, 東京, 1995

4) 野村章恒：精神病者の絵画に就いて. 犯罪公論2月号：232-236, 1932

5) 野村章恒：精神病者の絵画. 日本医事新報 **855**：503-505, 1939

6) 大森健一, 高良 聖：絵画療法—分析と統合の視点—. 臨床精神医学 **20**（7）：1111-1118, 1991

7) 徳田良仁：絵画療法. 臨床精神医学 **24**（増）：148-150, 1995

8) 徳田良仁：芸術療法における各種療法の治療的トポス（Topos）とその背景の力動について. 日本芸術療法学会誌 **25**（1）：103-112, 1994

9) 徳田良仁：絵画療法. 徳田良仁, 式場 聰 編：精神医療における芸術療法. 牧野出版, 東京, 1982

10) 飯森眞喜雄：芸術療法の適応と注意点. 飯森眞喜雄編：芸術療法. 日本評論社, 東京, 2011

11) 飯森眞喜雄：芸術療法. 山内俊雄, 小島卓也, 倉知正佳, 他 編：専門医をめざす人の精神医学 第3版. 医学書院, 東京, 2011

12) 中川保孝：実践 芸術療法. 牧野出版, 東京, 1993

13) 石川 元：家族絵画療法. 海鳴社, 東京, 1983

14) 吉野啓子：個人絵画療法. 飯森眞喜雄 編：芸術療法. 日本評論社, 東京, 2011

15) 宇田川友子：集団絵画療法. 徳田良仁, 村井靖児 編：講座サイコセラピー第7巻 アートセラピー. 日本文化科学社, 東京, 1988

16) 関 則雄：集団絵画療法. 飯森眞喜雄 編：芸術療法. 日本評論社, 東京, 2011

88002-788 **JCOPY**

17) 岡田温司：絵画の根源をめぐって．近藤寿人 編：芸術と脳—絵画と文学，時間と空間の脳科学—．大阪大学出版会，大阪，2013

18) 高良　聖，大森健一：絵画療法，その今日的展開．最新精神医学 2（6）：535-540，1997

19) 中井久夫：精神分裂病者の精神療法における描画の使用—とくに技法の開発によって作られた知見について—．芸術療法 2：77-90，1970

20) 大森健一：うつ病の絵画療法．徳田良仁，村井靖児 編：講座サイコセラピー第 7 巻 アートセラピー．日本文化科学社，東京，1988

21) 大森健一：現代の芸術療法．精神経誌 **102**：56-61，2000

22) 式場　聰：院内芸術療法の限界について．徳田良仁，式場　聰 編：精神医療における芸術療法．牧野出版，東京，1982

23) 徳田良仁：現場からみた絵画療法．芸術療法 **1**：33-39，1969

24) Bar-Sela G, Atid L, Danos S, et al.：Therapy improved depression and influenced fatigue levels in cancer patients in chemotherapy. Psychooncology **16**：980-984, 2007

25) 甘庶裕美，岩満優美，堀江昌美，他：集団療法としての絵画療法の効果—音楽併用の有無およびぬりえ・写生の比較—．精神科治療学 **18**：333-339，2003

26) 溝上義則：単回の絵画療法の精神症状に対する効果—予備的研究．日本芸術療法学会誌 **39**（2）：40-46，2008

27) 溝上義則，寺尾　岳，山下　瞳，他：絵画療法を試みた統合失調症の 1 例；描画時間・面積からの検討．九州神経精神医学 **59**：77-82，2013

28) 岩井　寛：絵画療法とは何か．徳田良仁，村井靖児 編：講座サイコセラピー第 7 巻 アートセラピー．日本文化科学社，東京，1998

29) 河合隼雄 編：箱庭療法入門．誠信書房，東京，1969

30) 山中康裕：「風景構成法」事始め．山中康裕 編：中井久夫著作集 別巻 1 H・NAKAI 風景構成法．岩崎学術出版社，東京，1995

31) 溝上義則：絵画療法—絵画や絵画制作が精神に与える影響について美術と医学の視点から考える—．美工研福岡：4-11，2012

32) 高江洲義英：精神分裂病と創造性．大森健一，高江洲義英 編：精神分裂病—その理解と接し方．日本文化科学社，東京，1983

33) 伊集院清一：風景構成法—「枠組」のなかの心象．金剛出版，東京，2013

34) Hinz LD：Expressive Therapies Continuum；A Framework for Using Art in Therapy. Routledge, NY, 2009

35) 中井久夫："芸術療法"の有益性と要注意点．日本芸術療法学会誌 **7**：55-61，1976

36) 石川　元：描画テストにおける「自殺サイン」の扱い方．日本描画テスト・描画療法学会 編：臨床描画研究VI 特集 シンボルと臨床．金剛出版，東京，1991

37) 宮本忠雄：太陽と分裂病—「太陽体験の仮設」．日本芸術療法学会誌 **4**：75-76，1972

38) 宮本忠雄：ムンク絵画の構図—とくに「神話化」の問題に関連して．徳田良仁 編：現代のエスプリ No.276 芸術と表現病理．至文堂，東京，1990

39) 徳田良仁，阿部信雄，木村要一，他：芸術表現の中に潜むもの．徳田良仁 編：現代のエスプリ No.276 芸術と表現病理．至文堂，東京，1990

40) 大熊輝雄：現代臨床精神医学 改訂第 12 版．金原出版，東京，2013

41) 大森健一：躁うつ病の表現病理．徳田良仁，大森健一，飯森眞喜雄，他 監：芸術療法 1 理論編．岩崎学術出版社，東京，1998

42) 大森健一：メランコリーと表現．徳田良仁 編：現代のエスプリ No.276 芸術と表現病理．至文堂，東京，1990

43) 中村研之：絵画療法と表現病理—知っておくべき表現病理学的ことがら．こころの科学 **92**：31-37，2000

44) 徳田良仁：描画の表現病理．臨床精神医学 **23**（10）：1135-1141，1994

45) 市橋秀夫：慢性分裂病者の体験構造と描画様式．日本芸術療法学会誌 **4**：27-36，1972

46) 宮本忠雄：エドゥワルド・ムンクの空間—「空間の病い」としての精神分裂病—．芸術療法 **2**：60-69，1970

47) 宮本忠雄：エドゥワルド・ムンクの空間．加賀乙彦，徳田良仁 編：芸術と狂気．造形社，東京，1971

48) 寺山千代子：自閉症児・者の描画活動とその表現．臨床描画研究 **17**：5-21，2002

49) 小林隆児：自閉症における「知覚変容現象」の現象学的研究．精神医学 **35**（8）：804-811，1993

50) フィリップ・ヤノウィン 著，京都造形芸術大学アート・コミュニケーション研究センター 訳：学力をのばす美術鑑賞 ヴィジュアル・シンキング・ストラテジーズ；どこからそう思う？ 淡交社，京都，2015

51) V・ローウェンフェルド 著，竹内　清，堀内　敏，武井勝雄 訳：美術による人間形成—創造的発達と精神的成長．黎明書房，名古屋，1963

52) 野島光洋：美術鑑賞の授業—中学美術鑑賞教育の方法．明治図書出版，東京，1989

53) 上野行一：対話による鑑賞教育—中学校美術教師のための実践ガイドブック Vol.2．光村図書出版，東京，2010

第2章

絵画と脳

Overview

　1940年にフランスで発見された、約1万7千年前に動物などが描かれたラスコーの洞窟壁画はよく知られた存在ですが、1994年に発見されたショーヴェの洞窟壁画はさらに時代が遡り、約3万年前に描かれたといわれています。写実性と芸術性の高いこれらの壁画が描かれた目的については、呪術説、芸術説などさまざまな説があるものの、未だにその答えはみつかっていません。現在いえることは、絵画が人類の歴史とともにあるということです。

　視覚脳に関する研究の開拓者であるイギリスの神経科学者ゼキ[1]は、すべての視覚芸術は脳を通して表現され、着想も制作も鑑賞もすべて脳の法則に従っているため、脳の活動を十分に踏まえない美学・美術論は完璧とはいえず、まして深遠で意味あるものとはなり得ないはずだと述べています。脳科学的アプローチが可能な現代においては、芸術に対するそうした興味が高まっているといえるでしょう。

　この章では筆者の研究も含め、芸術と脳に関するいくつかの研究をご紹介しながら、脳機能の面から絵画や絵画療法についてみていきます。

1　神経審美学

　審美とは、美を見極め追求することです。審美的体験は、美を知覚・認知する過程であり、情動反応や快感をもたらすことが知られています。この審美的体験は対象物の視覚的解析にはじまり、状況や芸術に関する個人的な興味、知識や親和性によって加工されるといいます[2]。芸術作品を鑑賞する人の脳では、この審美的体験が生じていると考えられ、その働きを担う脳の部位を同定することで芸術と脳のかかわりについて考察すべく、MRIを用いた神経審美学の研究が進んでいます。MRIとは magnetic resonance imaging の略称で、磁気共鳴現象とよばれる現象を利用した断層撮像法のことです[3]。

　また、審美的体験は芸術作品の鑑賞時のみならず、制作時にも体験されるものと筆者は考えます。なぜなら、絵画を例にとれば、キャンバスや画用紙にひと筆置くごとに、その色の美しさやほかの色との響き合いなどを見極めながら描き進めなければならないからです。このような審美的体験について、脳機能を捉えることのできる機能的MRI（functional MRI：fMRI）を用いて追及することは、脳科学の視点から絵画の鑑賞や制作の仕組みを解明し、ひいては絵画療法の効果や作用機序を探ることにもつながります。

2　審美判断と脳部位

　VartanianとGoel[4]は抽象画と写実画を被験者に評価させた結果、抽象画より写実画を好む傾向にあり、評価点が高い絵画ほど左帯状回に強い賦活（脳の活動性が高まること）がみられることを報告しています。

　絵画を被験者に「醜い」「中間」「美しい」の三段階で評価させたKawabataとZeki[5]は、主に美

88002-788　JCOPY

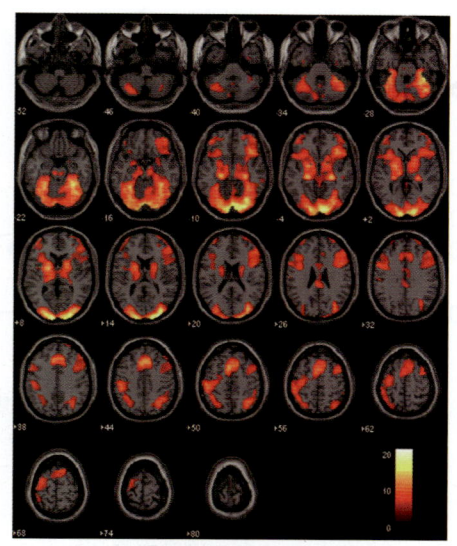

図 1　絵画鑑賞時の賦活領域

絵画鑑賞時の賦活を捉えた水平断面画像。赤や黄に見えているところが賦活領域（両側の内側前頭前野と両側の帯状回を含む広汎な領域）を示している。

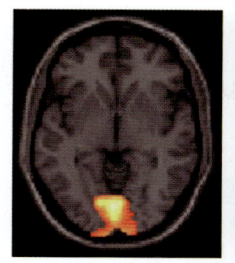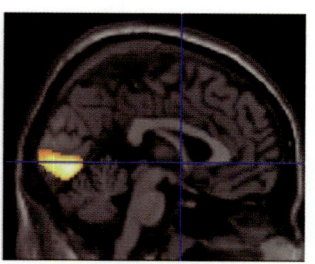

図 2　絵画鑑賞に特異的な脳部位

左は脳を水平に切断した水平断面、右は脳の真ん中で縦に切断した正中矢状断面。赤や黄に見えているところが賦活領域（左舌状回と両側の楔部）を示している。

しいと判断した作品に対して視覚皮質、運動領野、前部帯状回、眼窩前頭皮質で賦活がみられたと述べています。

Vessel ら[6]の研究では、「喜び」「快楽」などの正感情の評価が高かった絵で左黒質の賦活の感度が高いことがわかりました。うつ病の患者さんはドーパミンの減少によって喜びを感じにくくなると考えられていますが、この研究によって、絵画作品に対する喜びや快楽などの正感情とドーパミンの関係性が示唆されました。

Ishizu と Zeki[7]は絵画に対する「美の判断」と「明るさの判断」をしている際の脳の賦活について、島（insula）の前部や背側の前頭皮質、運動野は両方の判断にかかわり、眼窩前頭皮質は美の判断にのみ反応していたことを報告しました。この研究によって、脳のシステムを分けたり共有したりしながら判断をしていることが示されました。

イタリアの研究者 Di Dio ら[8]はギリシャ・ローマ時代に制作された人体彫刻作品の名作の審美判断によって、視覚領域、側頭領域など広範な賦活が確認されたといい、彫刻と同じポーズをとった人間の写真との比較においては、快楽反応の部位

である島が有意な賦活をみせたと報告しています。

このような研究からわかることは、絵画鑑賞（審美判断）によって脳内で快楽反応が起き、作品や評価の種類によって、脳の賦活の程度や部位が異なるということです。そのために審美的体験が非常に複雑なものとなり、絵画（鑑賞）の魅力を作り出す 1 つの要因となっている可能性があります。

3　絵画鑑賞に特異的な神経基盤

筆者ら[9]の研究では、被験者が「絵」と「絵に似せた写真」の審美判断中の脳を MRI で撮像しました。「絵」はモネやルノワールなどの印象派を中心とした画家のものを、「絵に似せた写真」はそれらの絵とほぼ同じ題材を似た構図で撮影したものを使用しました。解析の結果、絵画の審美判断時には内側前頭前野や帯状回を含む広い範囲の賦活がみられました（図 1）。さらに、絵画と写真の賦活領域を差し引きした結果、左右の楔部と左の舌状回が印象派絵画の審美判断に特異的な神経基盤であることが示唆されました（図 2）。

舌状回のある後頭葉は視覚野としての役割がすでに解明されていますが、印象派絵画とそれに似た写真を使って賦活領域を比較することで、印象派絵画の審美判断に特異的な部位である可能性を示しました。また、絵画の審美判断中に賦活がみられた内側前頭前野は高次の精神機能を司る部位として知られているほか、自閉症スペクトラム障

害との関連も報告[10]されており、精神医学や教育の分野でも注目を集めている部位といえます。

4 気質と絵画鑑賞に特異的な神経基盤との関連

気質は行動、感情、思考の個人的パターンであり、遺伝によって決定され、環境との相互作用も考えられています。また、喜怒哀楽が激しく、気分に波があり、内向と外向、悲観と楽観における変動が特徴的な循環気質[11]など、特定の気質は双極性障害の病前気質と想定されています。

芸術を学ぶ学生と、そのほかの学生を対象とし、創造性についての質問紙と気質に関する質問紙を用いて比較した Vellante ら[12]の研究では、芸術を学ぶ学生のほうが、そのほかの学生よりも創造性が高く、循環気質との関連が強いことが示されました。また、双極性障害の患者と、芸術の訓練を受けた健常者は、創造性に関する質問紙において芸術の訓練を受けていない健常者に比べて総得点が高いという Santosa ら[13]の報告や、芸術家の循環気質者は対照グループより4倍多いという Akiskal ら[14]の報告もあり、芸術的な創造性と循環気質との関連が示唆されています。

しかし、循環気質に関与する脳部位については、未だ十分には明らかにされていません。筆者らは先行研究[9]に基づき、左舌状回と両側の楔部における、絵画を審美判断中の賦活の程度と循環気質得点の相関を検討することで、絵画鑑賞時における循環気質に関連する脳部位を推定しました[15]。循環気質得点は Akiskal ら[16]の作成した110項目の質問からなる Temperament Evaluation of Memphis, Pisa, Paris and San Diego-autoquestionnaire version（TEMPS-A）を用いて算出しました。

解析の結果、絵画を審美判断中の左舌状回の賦活度が、循環気質得点と有意な負の相関を示しました（図3）。この有意な相関は、左舌状回が循環気質と関連している可能性を示唆しています。また、負の相関については2つの可能性が考えられます。1つは、循環気質の程度が強いほど、審美

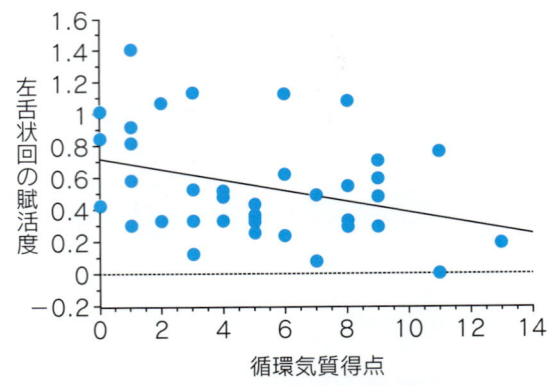

図3 審美判断中の左舌状回の賦活度と循環気質得点の相関図

判断中の賦活が低いため、循環気質の程度が強い被験者のほうが、絵画の審美に関与する脳部位への負荷が少ないという可能性です。もう1つは、絵画の審美判断中の賦活が大きいほど、循環気質の程度が弱いため、絵画療法において絵画の審美を十分に行うことで循環気質の程度が軽くなる、すなわち気分変動を安定させるという治療的な意義が考えられるという可能性です。

このように、絵を「見ること」と「描くこと」に共通する審美判断という機能に注目し、脳と絵画について fMRI を用いて科学的に検証することは、これからの絵画療法を考えるうえで新たな指標となる可能性を含んでいます。

5 脳でみる絵画療法の効果

Bolwerk ら[17]は研究に参加した高齢者を「絵画制作群（以下、制作群）」と「絵画鑑賞群（以下、鑑賞群）」に分け、全8回の介入を行いました。制作群の絵の描き方はセッションごとに細かく指定されており、さまざまな技法や材料を用いて「即興で描く」「音楽に合わせて描く」「静物画」「人物画」など、トレーニングとしての要素が強いもので、絵画鑑賞は対話を用いた鑑賞法でした。このような介入前後で fMRI を用いて Default Mode Network（DMN）の結合性の変化を調べたところ、鑑賞群よりも制作群で有意な DMN の結合性を認

88002-788 JCOPY

め、心理的な回復を測る質問紙の結果とも相関しました。DMN とは、人が何もしていないときに賦活している脳の領域間のネットワークのことで、内的な瞑想や自己評価にかかわっていると考えられています。この結合性は年齢とともに、または認知症によって低下するといわれているため、この研究は高齢者を対象に行われました。絵画の「鑑賞」と「制作」を比較したときに、「鑑賞」よりも「制作」のほうが心理的にも回復し、脳の結合性も高まったという研究結果ですが、介入前後で比較すると、鑑賞群においても DMN の結合性の高まりが確認されました。

このような研究は、絵画療法の効果を示す脳科学的な根拠として重要と思われるため、今後は、うつ病や統合失調症など、ほかの疾患に関係する脳部位に焦点をあてた研究が期待されます。

コラム 2　アール・ブリュットの作家アドルフ・ヴェルフリ

アール・ブリュットは「生の芸術」ともいわれ、美術教育を受けていない人々による創作活動を指し、近年、日本でもその作品と作家が度々紹介されています。アール・ブリュットの作者たちは文化的な刷り込みや社会慣習から免れた創造者です。孤独のなかで秘かに匿名のまま制作し、誰かに作品を見せる気もなく、名声を望んでいるわけでもありません。彼らは既成制度の枠から外れたところで制作を進めるのです[18]。

そのようなアール・ブリュットを代表するとともに、スイスの生んだ偉大な芸術家であるアドルフ・ヴェルフリ（1864-1930）の展覧会が、2017 年に東京ステーションギャラリーにて開催され[19]、筆者も足を運びました。展示されていた作品は、新聞紙を広げたサイズまたは模造紙程度の大きさで 70 点にも及び、その数の多さに圧倒されました。しかし、展示作品は彼が制作した作品のほんの一部であって、実際の作品総数は 2 万 5 千枚を超えるとのことですから、制作に費やした時間は想像を絶します。しかも作品の緻密さにおいては、これまでに筆者が美術館で見たあらゆる絵画作品のなかでも群を抜いています。本書のコラム 4 で紹介している山下清の作品にも同様の緻密さを感じます。このような作品の隅々まで行き渡る緻密さは、美術教育を受けていないアール・ブリュットの作家に共通する特徴かもしれません。なぜなら、伝統的な美術教育を受けるということは、デッサンを学ぶことであり、描くべき場所とそうでない場所を見分ける眼をもち、強弱を学び、その差を表現しうる技術をもつことだからです。つまり、美術教育を受けた者は、一般的には作品の隅々まで均一に緻密に描くことはしないわけです。そのような意味において、清とヴェルフリの作品には隅々まで行き渡る緻密さという点が一致しています。

一方で、2 人の作品には大きな違いも見受けられます。清が『長岡の花火』に代表されるように、現実の風景を題材としたのに対し、ヴェルフリの作品は妄想に基づく物語の展開を中心としたうえに、文字、数字、音符などの記号が絵に組み込まれていることが特徴です。これは 2 人の疾患の違いによるものと想像され、清は言語障害と知的障害がありましたが、ヴェルフリには妄想を症状とする何らかの疾患を患っていたことが推察されます。

このようなアール・ブリュットの作家が創る作品の芸術性に最初に注目したのは精神科医や画家たちです。伝統的な美術教育を受けたものが選ばない構図や、美術的な常識にとらわれない大胆な色と形は、美術の伝統を引き継ぐ作家や美術史に明るい知識人の心を揺さぶり、惹きつけたのかもしれません。

Reference

1) セミール・ゼキ 著, 河内十郎 監訳：脳は美をいかに感じるか. 日本経済新聞社, 東京, 2002

2) Cinzia DD, Vittorio G：Neuroaesthetics；a review. Curr Opin Neurobiol **19**：682-687, 2009

3) 月本 洋, 菊池吉晃, 妹尾淳史, 他：脳機能画像解析入門；SPM で fMRI, 拡散テンソルを使いこなす. 医歯薬出版, 東京, 2007

4) Vartanian O, Goel V：Neuroanatomical correlates of aesthetic preference for paintings. Neuroreport **15** (5)：893-897, 2004

5) Kawabata H, Zeki S：Neural Correlates of beauty. J Neurophysiol **91**：1699-1705, 2004

6) Vessel EA, Starr GG, Rubin N：The brain on art；intence aesthetic experience activates the default mode network. Front Hum Neurosci **6**：66, 2012

7) Ishizu T, Zeki S：The brain's specialized systems for aesthetic and perceptual judgment. Eur J Neurosci **37**：1413-1420, 2013

8) Di Dio C, Canessa N, Cappa SF, et al.：Specificity of esthetic experience for artworks；an fMRI Study. Front Hum Neurosci **5**：139, 2011

9) Mizokami Y, Terao T, Hatano K, et al.：Difference in brain activations during appreciating paintings and photographic analogs. Front Hum Neurosci **8**：478, 2014

10) Watanabe T, Yahata N, Abe O, et al.：Diminished medial prefrontal activity behind autistic social judgments of incongruent information. PLoS ONE **7** (6)：e39561, 2012

11) 秋山 剛, 津田 均, 松本聡子, 他：循環気質とメランコリー型性格；気分障害の性格特徴に関する実証研究. 精神経誌 **105** (5)：533-543, 2003

12) Vellante M, Zucca G, Preti A, et al.：Creativity and affective temperaments in non-clinical professional artists；an empirical psychometric investigation. J Affec Disord **135**：28-36, 2011

13) Santosa CM, Strong CM, Nowakowska C, et al.：Enhanced creativity in bipolar disorder patients；a controlled study. J Affect Disord **100**：31-39, 2007

14) Akiskal KK, Savino M, Akiskal HS：Temperament profiles in physicians, lawyers, managers, industrialists, architects, journalists, and artists；a study in psychiatric outpatients. J Affect Disord **85**：201-206, 2005

15) Mizokami Y, Terao T, Hatano K, et al.：Identification of the neural correlates of cyclothymic temperament using an esthetic judgment for paintings task in fMRI. J Affec Disord **169**：47-50, 2014

16) Akiskal HS, Akiskal KK, Haykal RF, et al.：TEMPS-A；progress towards validation of a self-rated clinical version of the Temperament Evaluation of the Memphis, Pisa, Paris, and San Diego Autoquestionnaire. J Affec Disord **85**：3-16, 2005

17) Bolwerk A, Mack-Andrick J, Lang FR, et al.：How art changes your brain；differential effects of visual art production and cognitive art evaluation on functional brain connectivity. PLoS ONE **9** (7)：e101035, 2014

18) はたよしこ 編：アウトサイダー・アートの世界―東と西のアール・ブリュット―. 紀伊国屋書店, 東京, 2008

19) ヒラー・シュタトレ：序文. 服部 正 監：アドルフ・ヴェルフリ 二萬五千頁の王国. 国書刊行会, 東京, 2017

第3章

美術用語と画材

Overview

　美術用語や画材についての知識は、患者さんや利用者さんの作品に込められた想いを理解し、表現をサポートするうえで役立ちます。この章では、基本的な美術用語と画材について解説し、実際に筆者が絵画療法で使用している画材についてもご紹介しています。また、STEP UP▶では臨床場面での具体例や応用例について記しています。

1 美術用語の基礎知識

1. 色の三要素（三属性）

　明度、彩度、色相を色の三要素といいます。明度とは色の明るさ（赤よりピンク、緑より黄緑、青より黄のほうが明るい）、彩度は鮮やかさ（ピンクは赤と白を混ぜたものですから赤より明るいですが、鮮やかさでは何も混ざっていない赤が勝ります）、色相は赤、橙、黄など色の違いを表す言葉です。

STEP UP▶赤や黄色などの暖色のことを「明るい色」と感じるとき、それはあくまでも暖色から受けるイメージであり、明度が高いとは限りません。「明るい色」と「明るいイメージの色」は違うことを理解しておきましょう。

2. 暖色・寒色・中性色

　色彩のうち、赤、橙、黄などの暖かみを感じる色を暖色、青を中心とした冷たさを感じる色を寒色、そのどちらにも属さない緑と紫のことを中性色といい、暖かくも冷たくもない中間の色と捉えることができます。

STEP UP▶基本的に暖色を興奮色・進出色（飛び出して見える）、寒色を鎮静色・後退色（引っ込んで見える）といいますが、暖色は彩度が低い場合、寒色は彩度が高い場合に、その特徴は弱まります。

3. 補色

　黄に対しての青や紫、緑に対しての橙や赤など、色相環（色の輪）における向かい合う色（または対極の色ともいう）のことを補色といいます。互いに引き立て合って、美しく見える組み合わせです。補色同士を混色すると無彩色（灰色）になるとき、これを物理的補色といいます。

STEP UP▶補色には活き活きとした元気なイメージがあります。クリスマス装飾などで用いる赤と緑も補色の関係です。

4. 類似色

　黄と橙、青と紫など、色相環における隣り合った色を類似色といい、仲間の色ということができます。

STEP UP▶類似色は似た色同士ですので、穏やかな感じや統一感につながります。たとえば、切り絵の台紙選びなどで「緑に何色が合いますか？」という質問があったときに、「好きな色でいいですよ」「いま使いたい色は何色ですか？」と答えても、「決められないので決めてください」と委ねられることもあります。そのようなときには「緑に馴染むのは黄緑、引き立て合うのは橙か赤ですね」という助言によって、質問者自身で決められることがあります。

表1　赤・青・黄と白で作る10色
（赤・青・黄を含む10色）

	混ぜる色1	混ぜる色2	できる色
基本	黄	赤	橙
	黄	青	緑
	青	赤	紫
	赤	白	ピンク
	青	白	水色
応用	赤・青・黄の3色を混ぜる	※青を少なめ	茶色
		※赤を少なめ	深緑

このように、赤、青、黄、白の4色があれば、赤・青・黄・橙・緑・紫・ピンク・水色・茶色・深緑の10色が揃います。混ぜる色の割合によって、たとえば緑でも、黄を多く混ぜれば黄緑、青を多く混ぜれば青緑を作ることができますので、実際に作ることのできる色は10色以上となります。

5.　三原色

　赤・青・黄を色の三原色といいます。絵具やインクなど色料の三原色の混色は混ぜるほど暗くなり、これを減法混色といいます。

6.　混色

　色（絵具）を混ぜることを混色といいます。
STEP UP▶「ピンク色は何色と何色を混ぜたらいいですか？」などの混色に関する質問や、「黄緑色がありません」などの色数に関する話題は常にあるといってよいでしょう。色の三原色である赤、青、黄があれば、ほとんどすべての色を作ることができます（表1）ので、混色を促すために、あえて絵具は三原色のみを準備するという方法もあります。ただし、混色をしすぎると、色の明度と彩度が落ち、暗く鈍い色になってしまいます。また、青と赤の混色による紫は暗い色となりますので、紫に関しては、赤紫の絵具を準備し、青と混色することで、赤紫・紫・青紫といった紫色の変化を楽しむことができるでしょう。

7.　遠近法

　遠近法は絵に奥行きを出すための技法で、さまざまな方法があります。基本的な2つの方法は①手前を大きく（長く）、奥を小さく（短く）描く、②手前を強く（濃く）、奥を弱く（薄く）描く

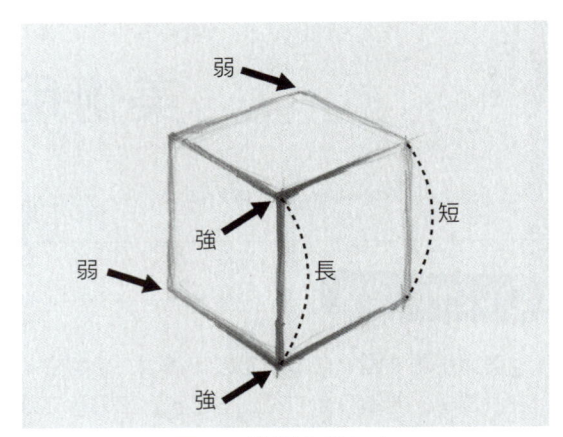

図1　遠近の表し方

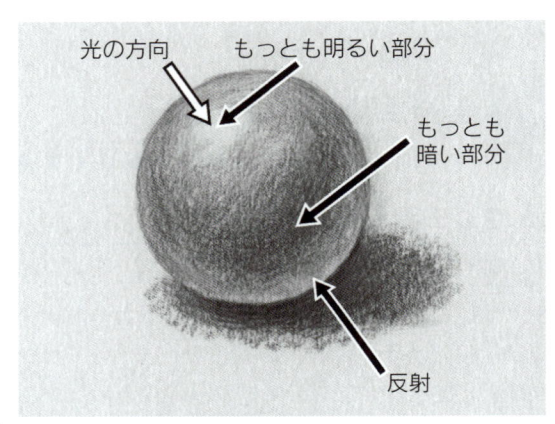

図2　明暗の基本構造（球体）

明暗は、「もっとも明るい」「もっとも暗い」「反射」の3つの部分に大きく分けることができます。

ことです（図1）。
STEP UP▶「奥行きを出すには、どうしたらいいですか？」という質問には、「手前の物を少し大きく描いて、奥を少し小さくすると奥行が出ますよ」という助言をしてみましょう。

8.　立体感

　立体感を表現するためにもっとも大切なことは、明暗表現です。明暗の基本構造（図2）を理解しておきましょう。
STEP UP▶デッサンは光源（蛍光灯や窓からの光）が1つに定まると陰影ができ、描きやすくなります。図2に描かれた球体は左上を光源としています。部屋のなかでは、描く場所によって光と

88002-788

影の関係が変わります。描きやすい場所をみつけましょう。

9.　輪郭線

　輪郭線とは、物の形を表すために用いる線のことです。絵の描き始めにもっとも手がかりとなる重要な線ですが、物体としての輪郭線は、実際には存在しません。輪郭線と思しき場所は、色や物、明暗の境目に過ぎず、これを強調しすぎると立体感が損なわれます。

STEP UP▶ 立体感を表現したい場合には、絵を平面的に見せてしまう輪郭線は弱めるか、描かないことになります。しかし、立体感を重視しない場合には、輪郭線が個性的な表現方法の 1 つとなり得ます。

10.　グラデーション

　色または濃淡が徐々に変化し、階調を生じることです。たとえば黄、橙、赤へと変化するのは色相のグラデーション、暗いピンクから明るいピンクへと変化するのは白の量の変化により明るさが変わる明度のグラデーションです。

STEP UP▶ グラデーションはシェアリングの際に患者さんから時々聞かれる言葉です。中学美術で扱われる内容であり、日常においてもあらゆる場面で使われています。

② 画材の基礎知識

1.　画用紙

　画用紙は入手しやすい学童用から水彩画に適した外国製の水彩紙まで沢山の種類があります。一般的に、厚い紙のほうが水の含みがよく描きやすいとされます。全紙を 4 つに切ったものを 4 つ切り（約 380×540 mm）、8 つに切ったものを 8 つ切り（約 270×380 mm）といいます。紙は安価なものから高級なものまでさまざまですので、各施設での使用目的や予算、消費枚数などに応じて選ぶとよいでしょう。

2.　ケント紙

　ケント紙は水を含みにくいことから水彩画には不向きとされますが、紙の表面が滑らかなため、鉛筆などの描画材は滑りがよく、伸びやかな線を描くことができます。また、ケント紙は厚みの種類も豊富なため、工作にもよく使用されます。

3.　キャンバス

　地塗りを施された麻・綿・合成繊維などの布を木枠に張り付けた絵画用の支持体（土台）です。画用紙に比べて強度もあるため、長時間にわたって制作することが可能です。本来、油絵に用いますが、アクリル絵具兼用または専用のキャンバスも販売されており、アクリル絵具を使用することで絵具を盛り上げるなど油絵に近い技法での表現が可能となります。キャンバス以外にも、布を板や厚紙に貼り付けたキャンバスボードも販売されています。かさ張らず安価なため、利便性が高いでしょう。

4.　水彩絵具

　水彩絵具はあらゆるテーマや技法で使用します。透明、半透明、不透明といった透明度の段階があり、半透明の絵具は少なめの水で溶いて塗れば不透明水彩のように、多めの水で溶いて塗れば透明水彩のようになります。

5.　アクリル絵具

　アクリル絵具は乾くと耐水性になり、水に溶けないという特徴がありますので、重ね塗りや描き直しが可能です。また、紙やキャンバス以外に、石や布などにも描くことができるため重宝します。乾くと水に溶けないという特徴から、筆の絵具も固まってしまうため、使用後は丁寧に洗う必要があります。

6.　筆

　日本画用、水彩画用、油絵用など多くの筆の種類が存在し、毛の材質や穂先の形状、柄の長さなどが違いますので、用途に応じた筆を選びましょう。

7. パレット

　パレットには陶器製、ホーロー製、プラスチック製、紙製のものがあります。陶器製とホーロー製は重いものの、洗いやすく手入れがしやすいという特徴があります。プラスチック製は軽くて壊れにくいという特徴や安価で入手できることから、一般的に広く使われています。水彩画ではプラスチック製、アクリル絵具では使い捨ての紙パレット（ペーパーパレット）を使うと便利です。

8. 鉛筆

　鉛筆は柔らかい 6B から硬い 9H までが JIS 規格にて定められています。B は BLACK、H は HARD の略です。1 本だけ準備するときは、B か 2B を、数本準備できるときは 2B、B、HB、H があればデッサンの使用においても十分です。

9. 色鉛筆

　色鉛筆には油性と水性のものがあります。学童用の一般的な色鉛筆は油性です。水性の色鉛筆は、描いた後に濡れた筆でなぞると水に溶けて水彩画のようになるのが特徴で、水彩色鉛筆といいます。また、色鉛筆は商品によって硬さに違いがあることは、あまり知られていません。高齢者や障害の程度によって色鉛筆の把持に問題がある場合は、顔料（古くは鉱物や土から、現在は石油から合成されることもある色の元）の含有率が高く、芯が柔らかいものを選ぶと、色が出やすいでしょう。筆圧がしっかりしている場合には、学童用の硬くて折れにくい色鉛筆が単色販売もあるので補充もしやすく便利です。

10. 筆ペン

　筆ペンには、乾いた後に水に溶けるタイプと溶けないタイプ（耐水性）があります。絵手紙などで輪郭線に用い、その上から絵具を使いたい場合は、耐水性の筆ペンを使うとにじみません。

11. マスキングテープ

　マスキングテープは作業箇所以外にペンキや絵具が付くことを防ぐための養生テープです。数種類の色と幅が販売されており、粘着力が弱いことが特徴です。画用紙に貼った後で剥がしても、紙が破れることはありません。青色など、色の付いたマスキングテープを使用すると、視認性（目立って見やすいこと）が高いでしょう。本書では道具を画用紙に固定するために使用しています。

12. のり

　のりには液状（液体）のり、でんぷんのり、固形のりなどがあります。液状のりやでんぷんのりは、消費量が多いときに便利です。固形のりは水分が少なく、染めた染料に影響しないため、本書では折り染めの和紙を加工する際に使用しています。

3　お勧め画材 （価格はすべて参考）

1. 紙

　ホルベイン画材株式会社が発売する『アルビレオ』は消しゴムを使っても毛羽立つことがなく、適度な水の含みもあるため、水彩絵具を使うときに適しています。『アルビレオ　ポストカードパック』は表に郵便番号の枠が印刷されているため、絵手紙にも重宝します。

● albireo アルビレオ水彩紙　ポストカードパック中目 A–PCP　218ｇ・50 枚入　￥450（＋消費税）

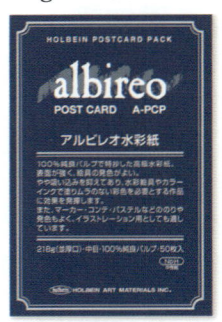

　株式会社ミューズの『サンフラワー』は主に水彩に、『ニュー TMK ポスター』は鉛筆デッサンと水彩に適した紙です。

88002-788　JCOPY

- サンフラワー A 画　8 切（100 枚入）¥ 1,250（＋消費税）
- ニュー TMK ポスター厚口　756×1085 mm（1 枚）¥ 190（＋消費税）

2.　筆ペン

　ぺんてる株式会社が発売する耐水性の筆ペンは、描いた上から絵具を塗ることができるため、絵手紙をはじめさまざまな用途が考えられます。

- ぺんてる筆　顔料インキ〈中字〉　¥ 500（＋消費税）

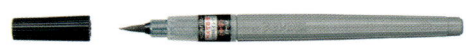

3.　アルコールマーカー

　株式会社 Too のコピックは「色数と色味の豊かさ」「インクが補充できる」などの特徴があります。第 4 章でご紹介する曼荼羅アートでの使用に適しています。※写真は『コピックチャオ』

- コピックチャオ　全 180 色/各¥ 250（＋消費税）
- コピックスケッチ　全 358 色/各¥ 380（＋消費税）※プロフェッショナル向けモデル
- コピック　バリオスインク 25 ml　全 358 色/各¥ 380（＋消費税）※補充インク

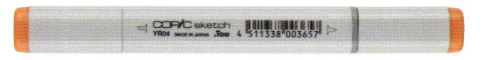

4.　水性ペン

　ぺんてる株式会社の『サインペン』は黒・赤・青・緑・橙・黄色・桃色・空色の 8 色でしっかりとした色が特徴です。第 4 章でご紹介する曼荼羅アートでの使用に適しています。

- サインペン　各色¥ 100（＋消費税）

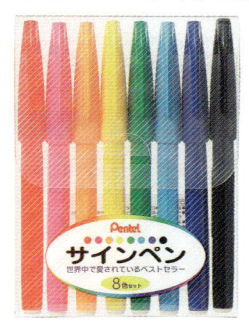

5.　水彩絵具

　ぺんてる株式会社の『エフ水彩』は水の量を調節することで透明調、不透明調も描けるため、さまざまな表現が可能です。

- エフ水彩ポリチューブ入り 12 色　¥ 1,100（＋消費税）

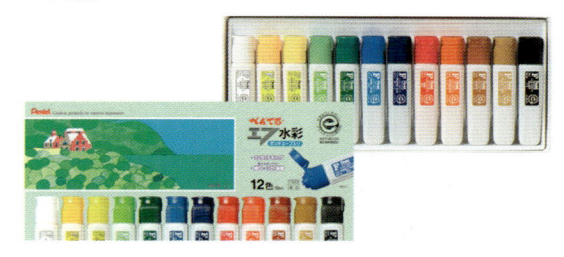

　株式会社サクラクレパスの『マット水彩絵具』は水加減を調節して、多めの水で溶くと透明水彩のように使えて、少なめの水で溶くと不透明水彩のように使えます。

- マット水彩絵具 24 色（12 ml）ポリチューブ入り　¥ 2,200（＋消費税）

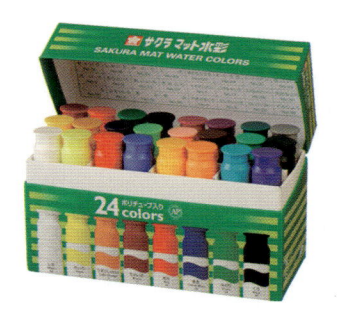

6.　筆

　『ぺんてるえふで ネオセーブル』は穂先のまとまりがよくコシもあり、毛抜けに強く、水の含みも丁度よい使いやすい筆です。丸筆（0、6、14、18 号）と平筆（6、14、18 号）がありますが、特に 14 号の丸筆は静物画や絵手紙などさまざまな技法に使えるサイズとしてお勧めです。

- ぺんてるえふで　ネオセーブル丸筆 14 号〈大〉　¥ 350（＋消費税）

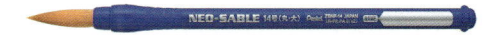

7. 描画材料

　クーピーペンシルは株式会社サクラクレパスによって開発された商品で、べた付かず、折れにくく、全芯タイプの色鉛筆です。第4章のフロッタージュに使用しています。※写真は12色

- 🔵 クーピーペンシル 24色（缶入り）　¥1,800（＋消費税）
- 🔵 クーピーペンシル 12色（缶入り）　¥900（＋消費税）

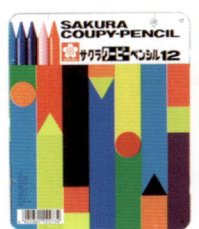 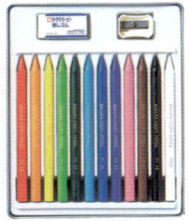

　三菱鉛筆株式会社の『No. 880』は三菱鉛筆の色鉛筆のなかでもっとも普及している、油性で中硬質の定番色鉛筆です。

- 🔵 三菱鉛筆No. 880　36色　¥2,400（＋消費税）

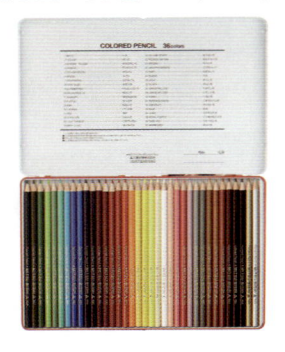

　ステッドラー日本株式会社の『カラト　アクェレル　水彩色鉛筆』は全60色の水彩色鉛筆で、色鉛筆の持ち味と水彩画の風合いを同時に引き出すことができます。※写真は48色セット

- 🔵 カラト　アクェレル　水彩色鉛筆　36色セット
  ¥7,200（＋消費税）※2段式
- 🔵 カラト　アクェレル　水彩色鉛筆　48色セット
  ¥9,600（＋消費税）※2段式

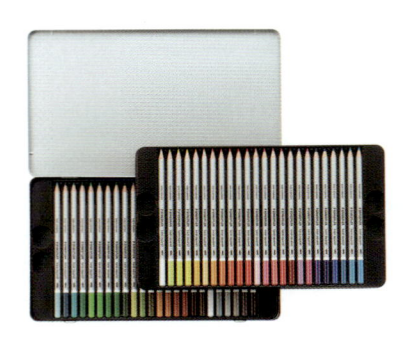

8. のり

　株式会社トンボ鉛筆が発売している『消えいろピット』は、塗った箇所がブルーの色でわかり、乾くと色が消えるスティックのりです。塗った箇所がわかりやすいので、高齢者にも使いやすいのりです。

- 🔵 消えいろピット S　¥120（＋消費税）

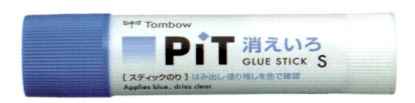

9. 染料（折り染め用の液）

　桂屋ファイングッズ株式会社の『和紙ぞめカラー』は、折った和紙を染める「折り染め」に使用することができます。紙に入り込みやすいように特別に調合された和紙専用の染料で、黄、赤、青、緑、橙、茶、灰色、紫の8色が発売されています。

- 🔵 和紙ぞめカラー 50 ml
  各色¥400（＋消費税）

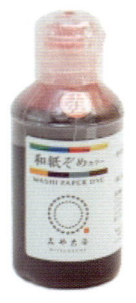

10. 和紙（折り染め用の紙）

　株式会社墨運堂の『板締和紙』は色付きと発色がよく、濡れても破れにくいため、折り染めに適しています。

- 🔵 板締和紙 B4サイズ 100枚　¥1,000（＋消費税）

88002-788　JCOPY

コラム 3　アール・ブリュットとアウトサイダー・アート

　「アール・ブリュット（ART BRUT）」とは、加工されていない、生の芸術という意味のフランス語です。英語ではアウトサイダー・アート（OUTSIDER ART）といいます。精神病者の創作した作品を調査していたフランスの画家デュビュッフェが、これらの創作を命名して考案した言葉です。プリンツホルンが 1922 年に発表した『精神病者の描画』に影響を受けたデュビュッフェは、多くの精神科医と知り合いながら、寄贈された患者さんの作品を蒐集するようになりました。この作品は現在、スイスのローザンヌにあるアール・ブリュット・コレクションとなって公開されています。

　『芸術家としての精神病患者』を発表した精神科医モルゲンターラーは、「アール・ブリュット」の画家として知られるスイスのヴェルフリの担当医でもあり、この論文により注目を集めたヴェルフリの作品は、アール・ブリュット・コレクションに所蔵されているほか、スイスの精神科医ユングも 2 点所有したそうです[1]。現在「アール・ブリュット」という言葉は、精神病者に限らず、美術教育を受けていない人たちが、美術制度の枠の外で作るものを指して用いられています[2]。

Reference

1) ヒラー・シュタトレ：序文. 服部　正 監：アドルフ・ヴェルフリ 二萬五千頁の王国. 国書刊行会, 東京, 2017
2) ジュヌヴィエーヴ・ルーラン 監：アウトサイダー・アート. 求龍堂, 東京, 2000

第4章

実際の方法Ⅰ
―導入のための技法―

Overview

　子どものころは好きだった「絵を描く」という行為が、大人になると「嫌い」または「苦手」という方が増えてきます。「絵を描いてみませんか？」との誘いに、「絵は下手だから」「センスがないから」「色塗りが苦手」などの自信のなさから敬遠する場合は、この章でご紹介するさまざまな技法が、絵画療法や創作活動への導入として役立つかもしれません。悩みや葛藤などの心の内を表現できるのは、自由画だけではありません。技法が介在することで巧拙の問題が減り、技法というオブラートで直接的な表現を包むことで、心の内を表しやすくなるでしょう。参加者が同一の技法を用いて制作することは、一体感を味わいながら楽しむことにもつながります。また、制作過程や、できた作品を通して気付きが得られ、自己受容に至ることもあります。

　ここでご紹介する技法を患者さんや利用者さん、障害をもった子供たちと一緒にやってみようというとき、実施者は各技法につき3作品以上を事前に作ってみてください。そうすることで、楽しさばかりでなく、注意点や工夫すべき点についても体験することができるでしょう。

 ## アートセラピーに使える基本的な技法

フロッタージュ	表面に凹凸のある素材の上に薄い紙を乗せ、硬い描画材料でこすって模様を写し取ります。幼児から高齢者までが楽しめる技法です。
コラージュ	雑誌、包装紙などを切り抜き、画用紙に貼り付けて作品を作ります。創作活動に馴染みのない方にも向いています。
折り染め	折りたたんだ和紙に染料を染みこませるだけで偶然性を活かした複雑な模様ができ上がります。もの作りの楽しさが伝わる技法です。
塗り絵	塗り絵は気楽に取り組んでもらえる技法の1つです。塗り絵の輪郭線を自作する方法をご紹介しています。
ステンシル	絵柄を切り抜いた型紙を利用してスポンジで絵具を付け、画面を構成します。型紙を使うことで巧拙を気にせずに取り組めます。
切り紙	折った折り紙をハサミで切り、自由に形を作ります。難易度の設定がしやすいため、参加者の状態に合わせて実施できます。

88002-788 JCOPY

① 模様のフロッタージュ

難易度
★ ☆ ☆ ☆ ☆

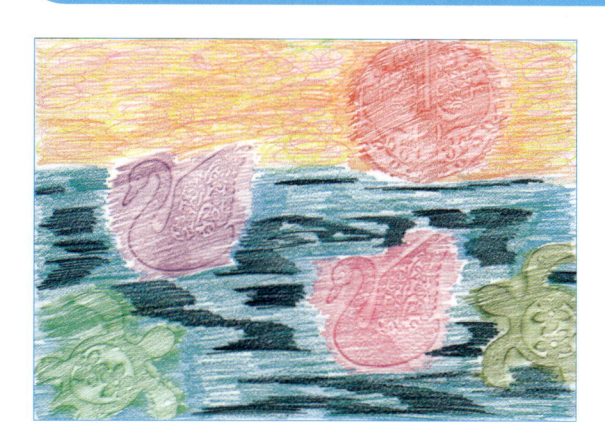
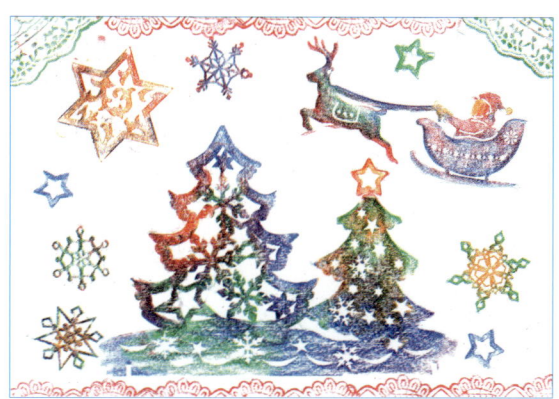

　子供のころ、10円玉に刻まれた凹凸を、紙に鉛筆で写し取ったことはないでしょうか？　物体の凹凸を写し取るこの方法は、唐代から中国に存在する拓本という技法と同じ原理です。拓本には「乾拓」と「湿拓」があり、湿拓は石碑に和紙を重ねて水で濡らし、墨の付いた丸めた布で叩いて文字を写し取ります。世界最古の拓本は653年に石碑の文字を写したものといわれています。このような文字の拓本は書道の手本としても使われてきました。

　一方、西洋では20世紀初頭にエルンストが「フロッタージュ」という技法名で葉や木目などの模様を写し取り、作品を制作しました。鉛筆やコンテで凸凹を写し取るこの方法は、拓本でいうところの「乾拓」です。西洋における「フロッタージュ」はフランス語の frotter（擦る）を語源としています。エルンストはシュールレアリスム（超現実主義）の画家であり、詩人のブルトンを通してフロイトの影響を受けて、無意識のイメージを作品にしたといわれています。

　ここでは、私たちの身の回りにある凹凸模様を写し取り、作品を作ってみましょう。模様を写す（擦り出す）だけですので、絵の巧拙を気にせずに制作することができます。幼児から高齢者まで対象の年齢も問いません。また、模様の自由な組み合わせにより、自由画として実施することも可能で、自己表現も促進されます。参加者の目の前でデモンストレーションをすることで、簡単に模様

を写し取れることが伝わるでしょう。

参考図書

☐ エリザベス・テート 著，渡部葉子 訳：絵画の技法百科．グラフィック社，東京，1991
☐ 日本教育版画協会 編：教育版画事典．岩崎書店，東京，1965
☐ 内田弘慈：拓本のすすめ．国書刊行会，東京，1992

● 適応と実施上の工夫

　絵が苦手な方にも楽しんでもらえる技法です。認知機能が低下している場合は、写る仕組みが理解できずに凹凸素材に直接色を塗ってしまうこともあります。そのようなときには、実際に目の前で紙に模様を写し取って見せることで、この技法の仕組みが理解しやすくなり、丁寧に模様を写すことが可能となります。認知症の患者さんの取り組みにおいても、写す（塗る）という1つの作業に集中できるので取り組みやすく満足感も得られ、自信にもつながります。

● 声掛け

　絵に対する苦手意識の強い方には「模様写しをしましょう」と誘いの言葉をかけます。模様を写しているだけのつもりでも、徐々に1つの作品としての意識が芽生えてくるでしょう。

● アートテクニックのポイント

　凹凸素材の種類が多いと選択肢も広がり、選ぶ楽しさが増えます。画材はクーピーペンシルを使うと写し取りやすく、手も汚れません。色鉛筆は柔らかいものであれば使用が可能です。凹凸素材は表と裏で写り方（模様の出方）の具合が違うものもありますので、スタッフが事前に両面とも試し、把握しておきましょう。模様がよく写るように、用紙は薄手の紙（コピー用紙など）を準備します。

● 難易度の段階づけ

　紙を B5 から A4、B4 へと大きくすることで構成が複雑化し、作業面積も増えるため、難易度が増します。単色でも作品は仕上がりますが、複数の色を使うことで模様と色の組み合わせが生じ、同一模様への色の重ね塗りも可能となり、自己表現の幅が広がります。凹凸模様の種類や材質、サイズによって写しやすさに差がありますので、認知面、機能面の状態に合わせて凹凸模様を選別して提供するとよいでしょう。

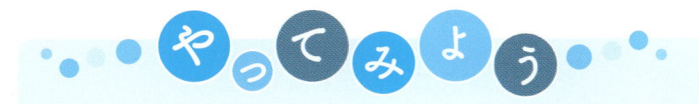

使用する道具

・凹凸素材
・コピー用紙（A4、B4）
・クーピーペンシル

> 凹凸素材はコースターやビニール製のレース、装飾品、外国貨幣などを日ごろから収集しておきます。

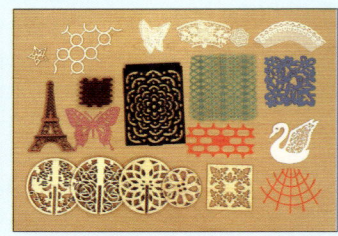

凹凸素材例 1（通年分）

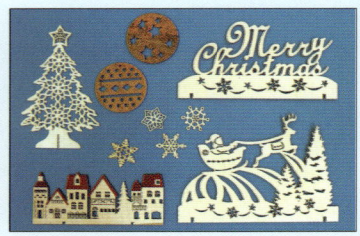

凹凸素材例 2（クリスマス）

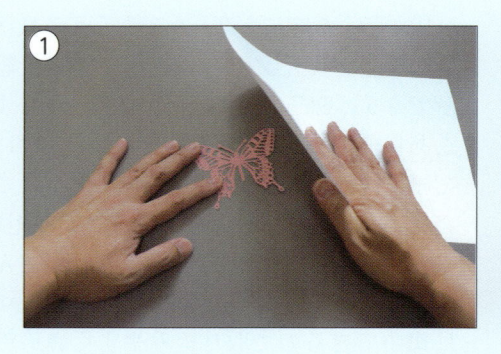 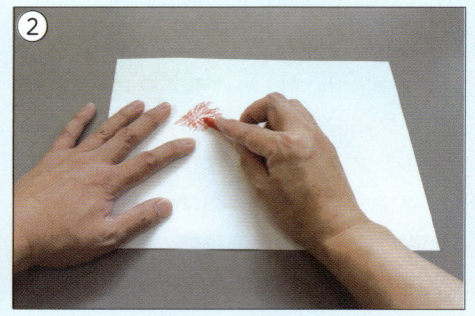

①凹凸素材のなかから好きな模様を選んで机の上に置き、その上に紙を重ねます。
　☞ 用紙のサイズは参加者の状態に合わせて A4 または B4 を使用します。

②描画材料（クーピーペンシル）で模様をこすり出すようにして写し取ります。
　☞ 青、赤、緑、紫などの濃い色からはじめると模様の写る様子がわかりやすいでしょう。
　☞ 1 つの素材を写し終わるまで紙を動かさないようにします。
　☞ 描画材料は寝かせた状態で持つと、模様をしっかりと写すことができます。

88002-788 JCOPY

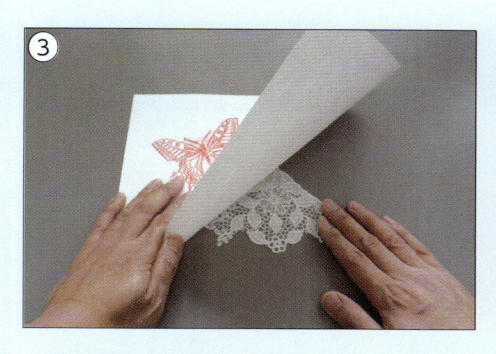
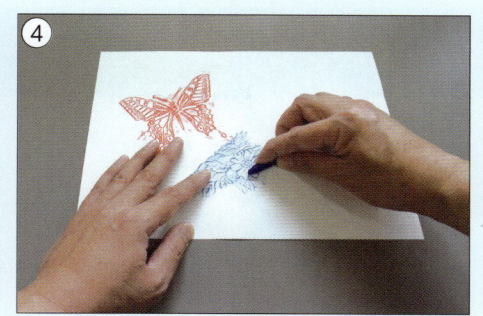
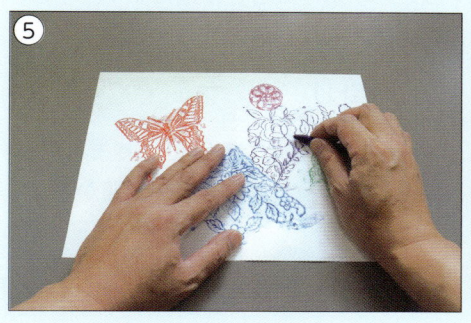
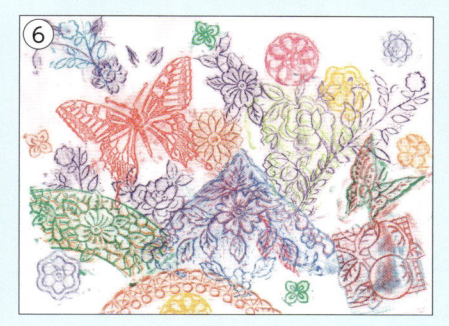

③1つ目の凹凸素材の模様を写し終わったら、2つ目の凹凸素材を紙の下に置きます。

④2つ目の凹凸素材を写します。
　　☞配色は自由です。重ね塗りをしてもよいでしょう。

⑤同じ要領で3つ目、4つ目と凹凸素材の模様を写します。

⑥心の赴くままに模様を写し取り完成します。

Point!

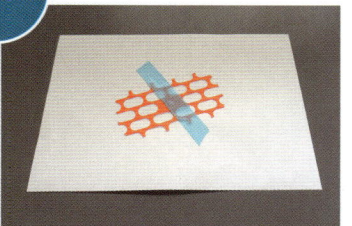

1つの模様を写している途中で凹凸素材がずれないように素材と紙を押さえながら作業をします。しかし、それが機能的に難しい参加者や幼児の場合には、写真のように紙の裏に凹凸素材をマスキングテープで貼ると、写しやすくなります。

参加者の言葉より

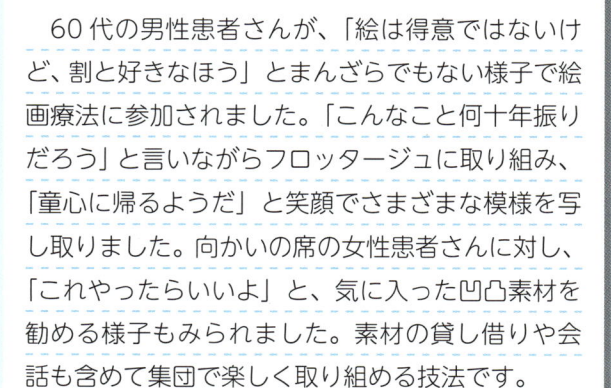

童心に帰るようだ

　60代の男性患者さんが、「絵は得意ではないけど、割と好きなほう」とまんざらでもない様子で絵画療法に参加されました。「こんなこと何十年振りだろう」と言いながらフロッタージュに取り組み、「童心に帰るようだ」と笑顔でさまざまな模様を写し取りました。向かいの席の女性患者さんに対し、「これやったらいいよ」と、気に入った凹凸素材を勧める様子もみられました。素材の貸し借りや会話も含めて集団で楽しく取り組める技法です。

② 葉っぱのフロッタージュ

難易度
★★☆☆☆

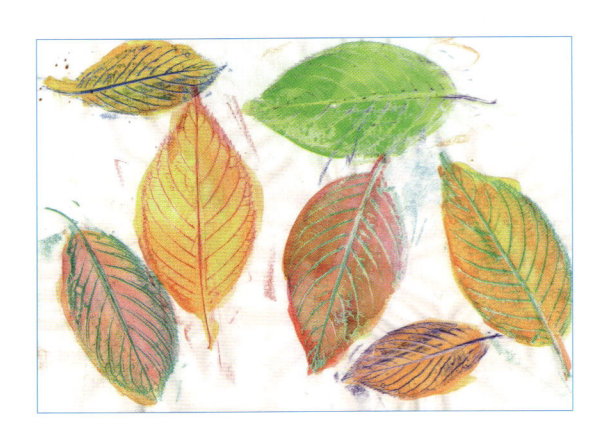

　植物の葉は、版画や陶芸など、創作場面で道具としてしばしば用いられます。版画では、葉に絵具を塗り、紙に転写するなどして使い、陶芸では粘土に押し付けて葉脈の模様を刻みます。ここでは、模様のフロッタージュの応用編として、葉脈を間接的に写し取るために使います。自然の葉を使うことで季節の話題などへも広がりやすく、会話も弾むでしょう。葉のよく茂る、春から秋にかけて実施しやすい技法です。

● 適応と実施上の工夫

　絵が苦手な方にも楽しんでいただける技法です。見本を呈示することで、この技法の面白さが伝わるでしょう。落ち葉の種類が多いと選択肢も広がり、選ぶ楽しさが増えます。予め、葉の名前を調べておくとよいでしょう。

● 声掛け

　「落ち葉が綺麗な季節になりましたね」「寒くなりましたね」などの季節の話題からはじめてみましょう。

● アートテクニックのポイント

　葉脈を黒のクーピーペンシルだけで写すと、版画の雰囲気が楽しめます。複数の色で葉脈を写した場合は、その色と違う色の絵具を塗ると、色が響き合って秋の落ち葉の賑やかさが伝わります。

● 難易度の段階づけ

　紙を B5 から A4、B4 へとサイズアップすることで構成が複雑化し、作業面積も増えるため、難易度が増します。色塗りが難しい場合には、葉脈を写すだけでも季節感を味わうことができるでしょう。

やってみよう

使用する道具

- ・葉
- ・コピー用紙
　（A4、B4 など）
- ・クーピーペンシル
- ・水彩道具

葉は、裏面に飛び出した葉脈がしっかりとした硬いものを準備しましょう。写真の葉は 10 月ごろに採取した笹、アジサイ、芙蓉、桜、ケヤキ、柿の葉で、いずれも葉脈が硬いものです。

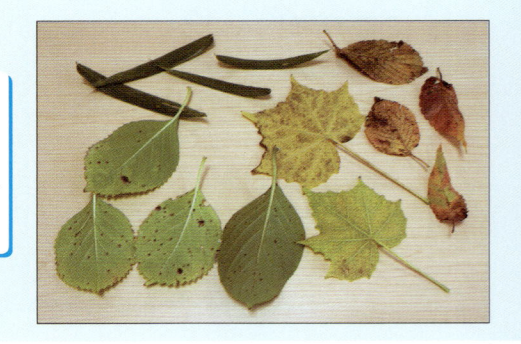

88002-788 JCOPY

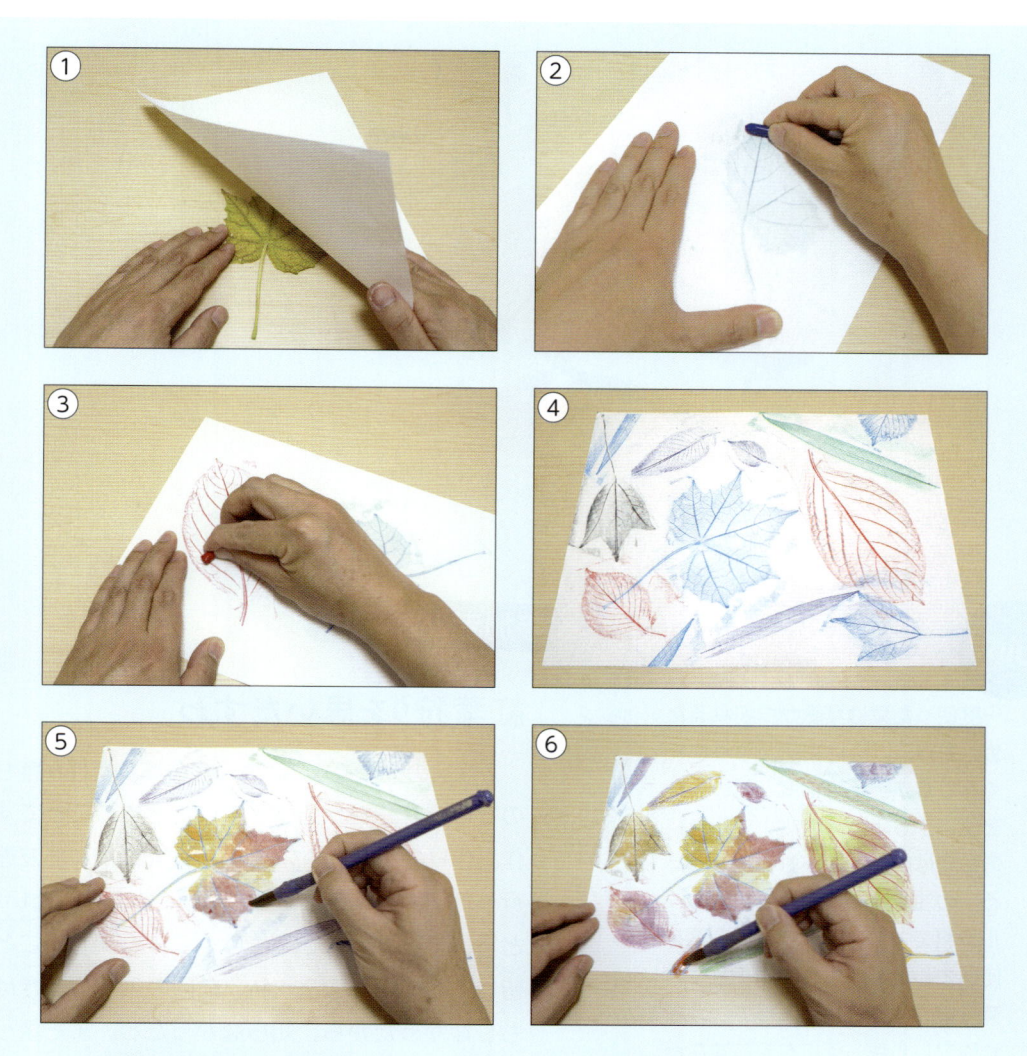

①使う葉を決めたら、葉を机に置き、その上に紙を重ねます。

 ☞ 葉脈が飛び出している裏面を表向きにおいて、葉脈を写し取ります。

②手前から奥に向けてクーピーペンシルを動かして模様を写し取ります。

 ☞ クーピーペンシルは紙の上に寝かせた状態で使います。

③好きな色を使いながら２枚目、３枚目と葉脈を写し取ります。

④葉脈を写し終わった状態。

 ☞ 色塗りまで進まない場合には、この状態を完成としてもよいでしょう。

⑤葉脈を写し終わったら、水彩絵具で色を付けます。

 ☞ 葉脈を写したときとは違う色（補色）を葉の部分に塗ると、互いの色が際立ちます。

⑥すべての葉に色を付けたら完成です。

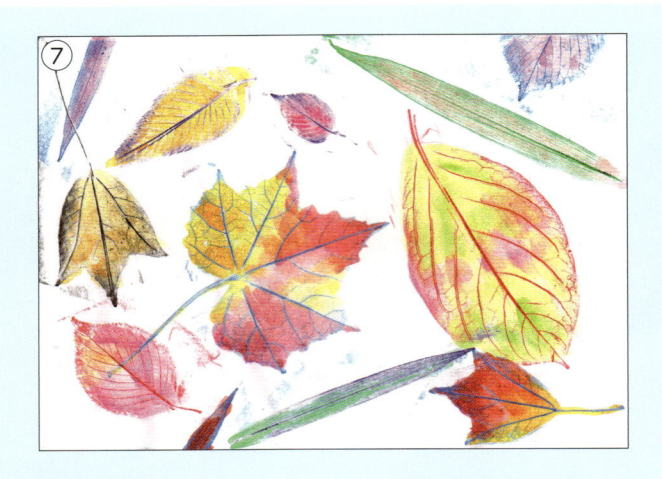

⑦完成。

Point!

一度使った葉は葉脈がつぶれるため、2回目以降は葉脈が写りにくくなります。その都度、新しい葉を使いましょう。また、ウルシ科の植物は触るとかぶれる種類もあるため注意が必要です（ハゼもウルシ科です）。名前のわかる葉を使いましょう。まれにイチョウの葉（果肉は特に）によって、かぶれやアレルギー反応を起こすこともあるため気を付けてください。

参加者の言葉より

紅葉狩りを思いだすわ

　2度目の入院となる、うつ病の高齢女性が落ち葉のフロッタージュを作っていたときのことです。作品作りの手を止めながら、「何年か前にお友達と行った紅葉狩りを思いだすわー、また行きたいわ」と言いました。また続けて、「こんな楽しいことを皆さんしていたの？　私、前回の入院のときは何もしなかったから、知らなかったわ。また誘ってね」と、次回への参加意欲も示されました。自然に触れることで自身が活動的だったころを思い出し、前向きな発言へとつながったようです。

88002-788　JCOPY

③　再生コラージュ

難易度
★ ★ ☆ ☆ ☆

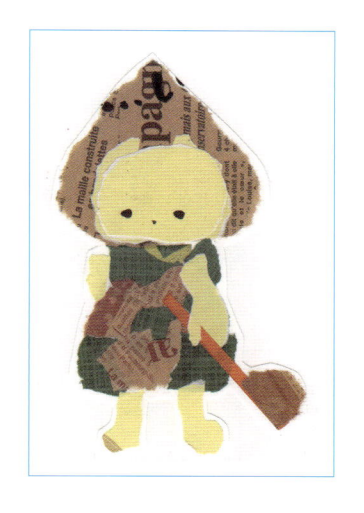
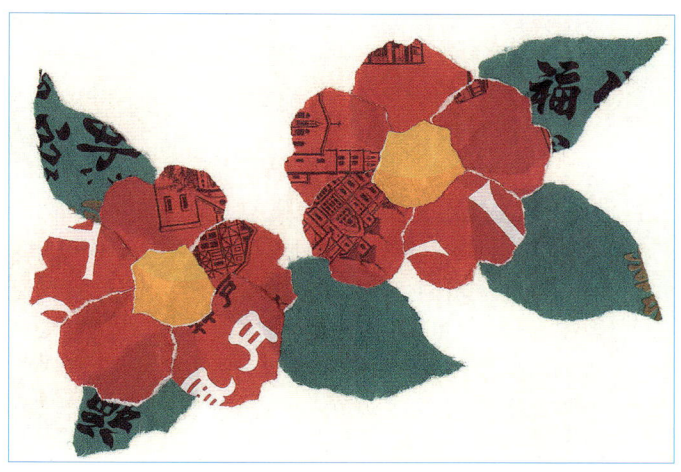

コラージュという言葉は、「のりで貼り付ける」という意味のフランス語（coller）から派生したものです。1900 年代初頭にピカソらがキャンバスに新聞紙や布など、絵具以外のものを貼り付けるなどしてはじめた技法で、当時は画期的なものでした。ここでは、包装紙や紙袋を再利用し、コラージュ技法で作品を作ってみましょう。不用となった紙を再利用して作るため、「再生コラージュ」としました。包装紙や紙袋には、折り紙にはない色や模様、さまざまに異なる質感や厚みなどがあり、よく観察すると、そのバリエーションの多さに驚かされます。全国各地の銘菓の包装紙などを見ると、旅の思い出など楽しい話題にもつながります。

彫刻家として知られる高村光太郎の妻で洋画を学んでいた智恵子は、統合失調症を患い品川の病院に入院していました。入院中の智恵子は「仕事」と称して紙をハサミで切る、紙絵を作ることが日課でした。材料は主に折り紙でしたが、なかには銀座千疋屋の包装紙やチョコレートの包み紙、新聞紙や封筒、段ボールなども再利用され、紙絵の材料となったそうです。

包装紙は私たちの生活に身近なものです。きれいな包装紙を、使う目的もなく押し入れに溜めているという人も少なくありません。そうした包装紙を再利用してみましょう。参加者からは、「包装

紙の再利用なんて考えてもみなかった」「退院したら家にある包装紙でやってみよう。母が溜め込んでいるのよ」との感想も聞かれます。

包装紙の再利用では、使いたい色がないことも多くあります。そういうときは、参加者自身で違う色に置き換えてもらうとよいでしょう。見本通りに作っても楽しいですが、オリジナル作品を考えることにも、作る人の個性や想いが反映されて、自己表現の機会となります。

参考図書
□ 井上由季子：カードは手作りが楽しい！．文化出版社，東京，2003
□ 高村智恵子：智恵子紙絵，筑摩書房，東京，1993

● 適応と実施上の工夫

これまで、10 代から 80 代までの患者さんが楽しんで取り組んだ再生コラージュです。絵が苦手な方の場合でも、この技法では絵のように自分の描いた実際の線が残らないため、抵抗なく取り組める場合が多くみられます。

● 声掛け

制作工程の説明をする際に、「包装紙を使うことで、折り紙にはない微妙な色や、模様などを生

かした作品作りが楽しめます」と包装紙を使う理由を明確にしておきます。制作中に、「見本と同じ色がありません」「紫色ないですか？」などの声が上がった際には、「近い色を使ってみてください」「こんな色もありますよ」などの助言をすることで、あるもので作る（折り合いを付ける・発想の転換）という体験ができます。

● アートテクニックのポイント

日ごろからお菓子などの包装紙や紙袋を集めておきます。周りのスタッフにも協力してもらい、持ち寄るとよいでしょう。集まった包装紙は名刺大〜葉書大に切り、机の上に 20〜30 種類ほど並べます。色は無作為に置くよりも黄色・赤・紫・青など色の順もしくは似た色ごとに置くことで、見た目でも楽しむことができ、創作意欲も高まるでしょう。

● 難易度の段階づけ

少ない手数でできる簡単なものから複雑なものまで、難易度に差を付けて見本を準備しておきます。参加者は、自分に作れそうな作業量や難易度の見本を、自身で選ぶことになります。簡単なものは、紙片が 3 枚程度でできるものです（たとえば、3 つのハート模様を作るなど）。制作手順で紹介している四つ葉のクローバーの難易度は中程度です。見本通りに作って制作工程が理解できたら、オリジナル作品へと進みます。すべての工程を 1 人で行うことが難しい方の場合は、スタッフが下書きをしてご本人に切ってもらう、または、貼る作業だけを担当してもらうなどの工夫によって、難易度が設定できます。そうして工程が理解できるようになったら、徐々に自身で取り組めるようになるでしょう。

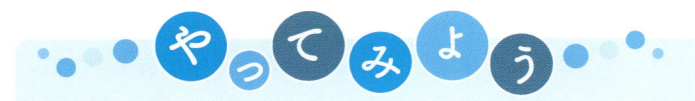

使用する道具

・包装紙や紙袋を切ったもの
・のり
・台紙（ハガキ大）

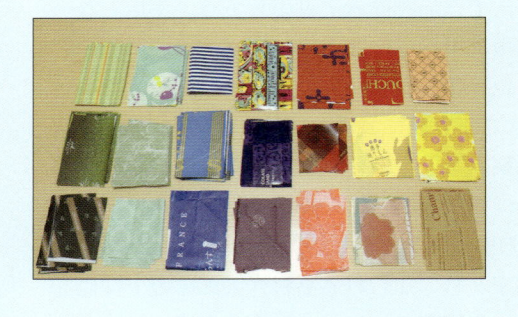

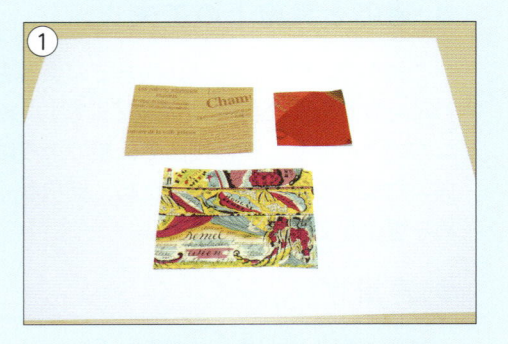

①使いたい材料を選びます。

88002-788 JCOPY

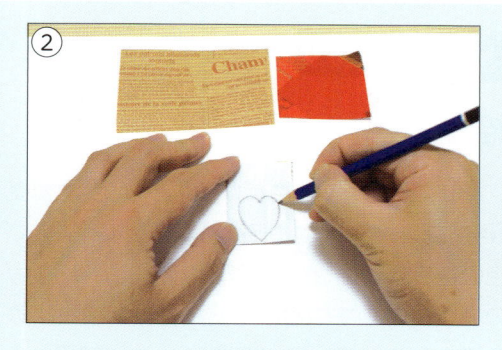
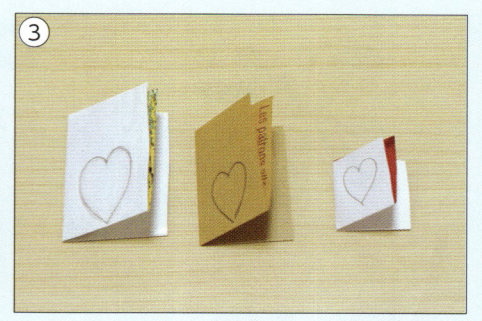

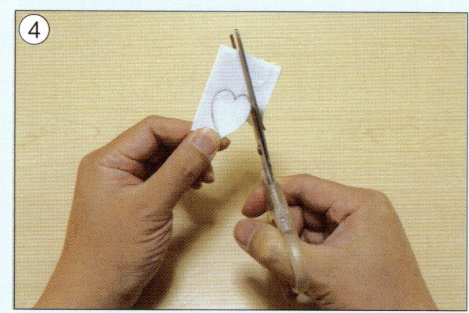
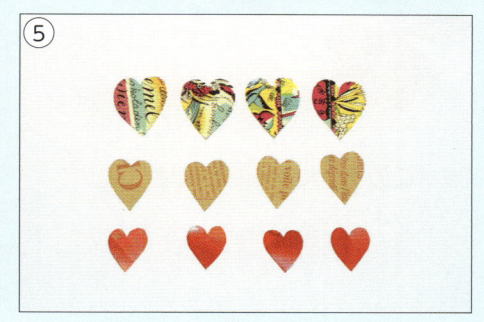

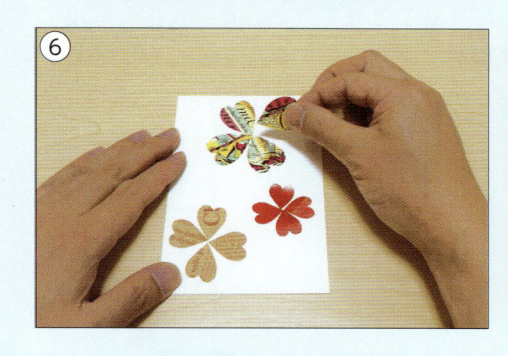
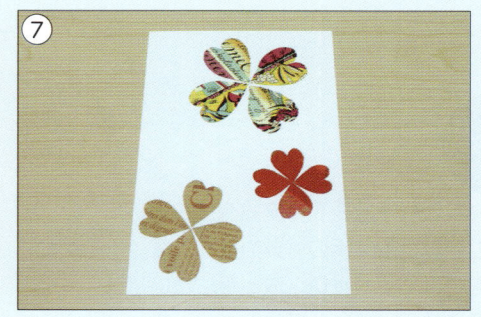

②材料の裏（白いほう）に鉛筆で必要な形の下書きをします。
　　☞ 裏に下書きをする理由は、表に下書きの線が残らないようにするためです。
　　☞ 裏に下書きをすることで、切った後は左右が反転します（作例のハート形はシンメトリーなので、反転の影響はありません）。
　　☞ 認知機能の程度によっては、裏に下書きをすると難しく感じることもあるため、そういう場合は表に下書きしてもらうとよいでしょう。

③選んだ 3 枚ともに下書きをします。
　　☞ 作例では 4 つ折りした紙に下書きをしているため、一度に 4 枚切ることができます。

④ハサミで下書きの線の通りに切ります。

⑤下書きをした 3 枚をすべて切ると、合計 12 枚の形が揃います。

⑥台紙に並べて配置を考えます。

⑦のりで貼ります。

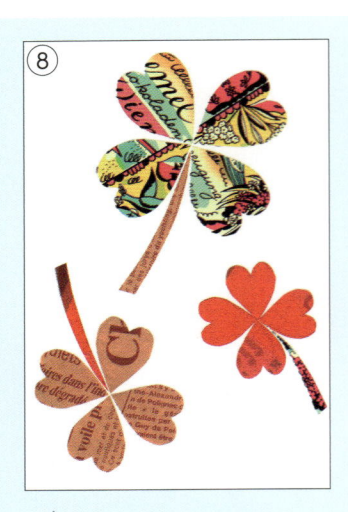

⑧完成（このように茎を作っても
よいでしょう）。

Point!

材料として紙袋を各施設へ持ち込
む際は、取っ手の材質や長さに気
を付けてください（取っ手に長い
紐を使用している紙袋もあり、施
設によっては危険物に該当するか
もしれませんので注意が必要で
す）。この技法で使用するのりは
液状・固形の種類は問いません。

参加者の言葉より

絵は苦手

　「絵は苦手」「不器用だから」という男性参加者が
『再生コラージュ』に取り組みました。さまざまな
色の包装紙を 2 cm 程度の正方形に切り、モザイク
のように 1 つずつ台紙に貼り付けて階段状の 1 本
の線を形作りました。その形について尋ねると、
「自分の人生」と答えました。どんな人生なのかさ
らに尋ねると、「上がり下がりしながらも、だんだ
んとよくなっていく人生」と、期待を込めた右肩上
がりの線を見ながら、笑顔で説明してくれました。
「絵は苦手」という男性でしたが、包装紙を使った
再生コラージュという技法から自らモザイク画を
発想し、正方形の切片を使うことで、自分の想いを
形にすることができました。人生の階段に思わぬ
影響を与えた病気の発症でしたが、それを乗り切
るための、願いのこもった作品となりました。

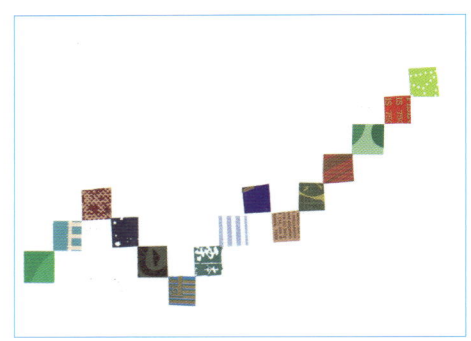

参加者による再生コラージュ作品（筆者による再現）

88002-788　JCOPY

④ 折り染め（染めの工程）

難易度
★ ★ ☆ ☆ ☆

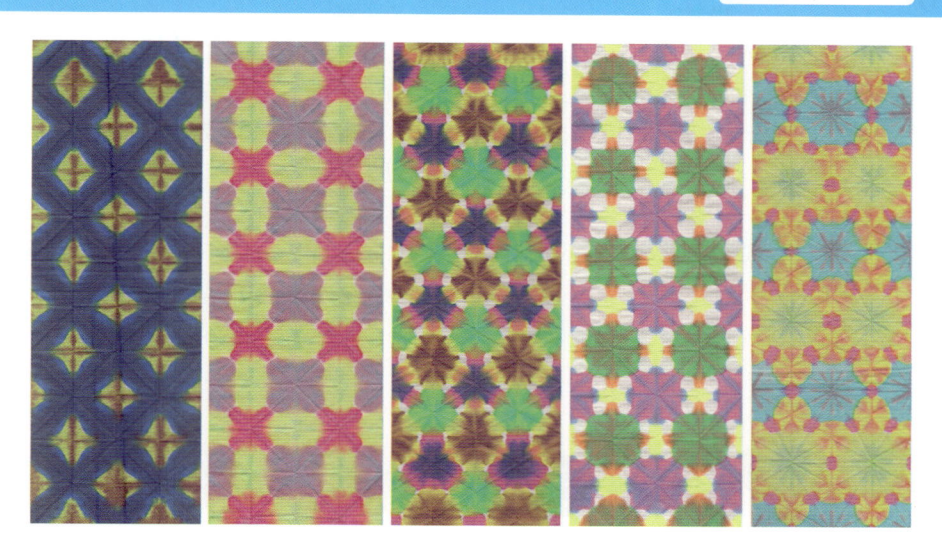

　日本では古来より「板締め絞り」という伝統的な技法によって布を染め、着物などが作られてきました。その技法を和紙に応用したものが折り染めです。折り染めのパイオニアは筆者の知る限り、武藤六郎という版画家です。武藤は1953年に知人から貰った1枚の美しい染め紙に触発され、折り染め制作をはじめたといいます。時には本業の版画よりも折り染めの仕事が多くなるほど熱中したそうで、染料が和紙ににじむ様子が美しく心地よいと、その魅力について語っています。

　この折り染めは、折った和紙を染料で染めた後、広げる瞬間がもっとも楽しいひとときです。一度染めると予想外の変わった模様や美しい色合いに惹かれ、次々と染めてみたくなります。参加者への説明の際には、是非デモンストレーションをしてみてください。染料による鮮やかな色と、パターン化された美しい模様に歓声が上がるでしょう。正確には、絵画療法の範疇から外れるかもしれませんが、色と形を扱うという点では絵画と同じ要素を持ち合わせていますので、絵画療法への導入技法としてここに取り上げました。

参考図書

- 武藤六郎：染織と生活：折染．染織と生活社，京都，1979
- 徳村　彰，徳村杜紀子：ひまわり文庫の伝承手づくり遊び第3巻 染めてあそぶ．草土文化，東京，1978

● 適応と実施上の工夫

　絵画に苦手意識を持った集団に対して、創作活動への第一歩として取り入れると、もの作りの楽しさが伝わるでしょう。作業工程は、「折り」「染め」「加工」という三段階に分けられるので、日にちを分けて実施することも可能です。また、染め方や加工は難易度が設定できますので、さまざまな年齢や疾患、病状の方々に楽しんでもらえます。

　筆者は主に専用の和紙と染料（40ページ参照）を使っていますが、染料の使用が心配な高齢者や幼児などの場合には、絵具で代用することができます。絵具の色は染料ほど鮮やかではありませんが、模様作りの楽しさは十分に味わえます。絵具を使用する際は、事前に適量の水でしっかりと溶き、小さい容器に準備しておきましょう。和紙は書道の半紙でも代用可能ですが、専用の和紙より

も薄いため、広げる際に破れやすくなります。

● 声掛け

折り染めという言葉では何をするのか伝わりにくいため、完成品（染めたもの）を見本として示し、「これを作ります」と明示して取り掛かります。

● アートテクニックのポイント

染料の色数は多いほうが選ぶ楽しみもあってよいのですが、多くを揃えられない場合は、黄、赤、青の三色を揃えてください。準備が可能な場合は

ほかに、紫や緑などがあるとさらによいでしょう。染料は原液が濃いと感じたら、水で薄めて使います。

● 難易度の段階づけ

四角折り、直角二等辺三角形折り、正三角形折り、複雑折りの順に難易度が上がります。直角二等辺三角形まで折ることができれば、十分にこの折り染めの醍醐味を味わうことができます。折ることが難しい参加者の場合には、スタッフが折ったものを準備しておきましょう。染める工程だけでも楽しい取り組みとなります。

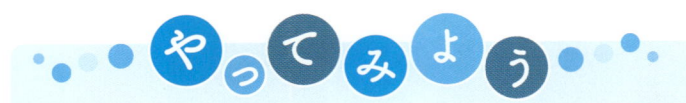

使用する道具

- ・和紙
- ・染料（黄・赤・青・緑・紫など）
- ・染料を入れる容器
- ・新聞紙
- ・手袋
- ・エプロン

※和紙と染料は 40 ページでご紹介しています。

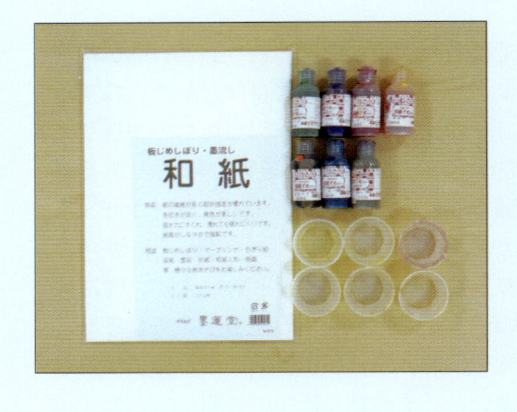

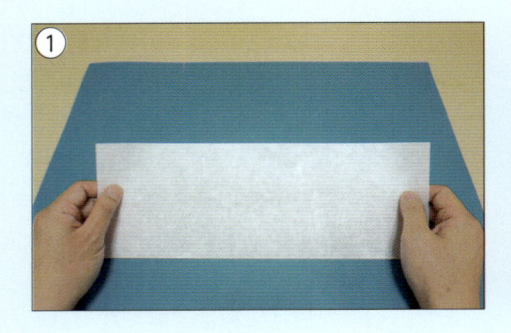

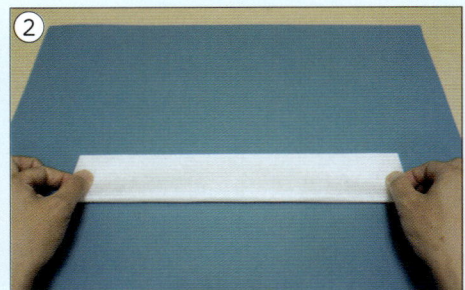

①和紙を半分に切ったものを準備します。

　　☞ この時点で隅に鉛筆で名前を書いておきましょう。

②ザラザラした面がなかになるよう半分に折ります。

88002-788　JCOPY

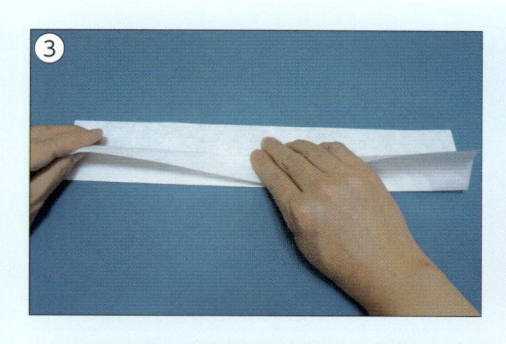
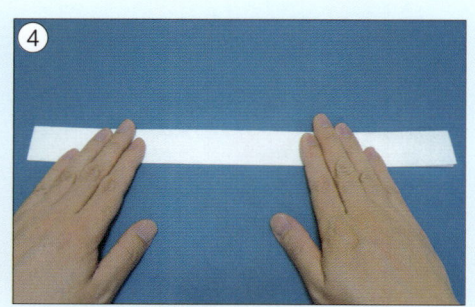

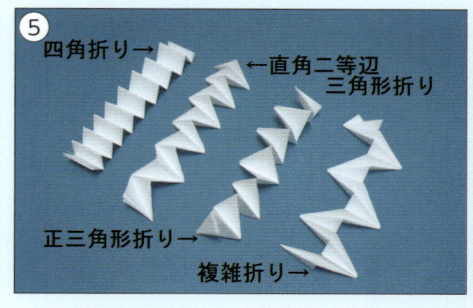

四角折り→
←直角二等辺
三角形折り

正三角形折り→

複雑折り→

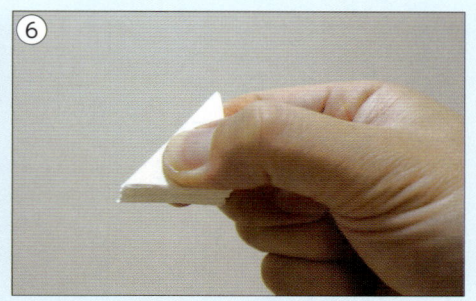

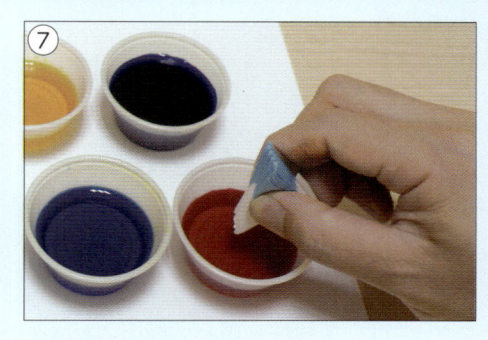

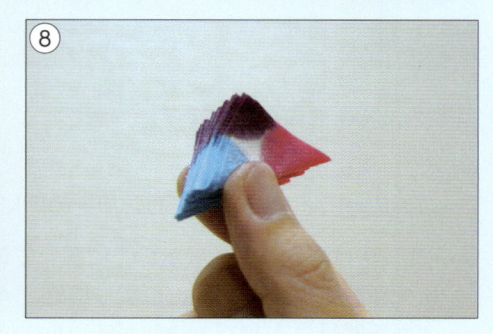

③半分に折ったら、重なった部分を手前に折ります（ザラザラの面が出てきます）。
　☞57ページに「基本の折り方」を説明していますので、ご参照ください。

④反対側も同じように折ります。ここまでが、各折り方に共通する折り方になります。
　☞この後の折り方次第で四角折り、直角二等辺三角形折り、正三角形折り、複雑
　　折りの違いが出てきます。

⑤57ページ掲載の「各折り方」を参考に続きを折ります。写真は折った状態の見本です。

⑥折り終わった和紙を、親指と人差し指でつまむように、しっかりと持ちます（写真は
　直角二等辺三角形折りです）。

⑦和紙を染料に浸けます。
　☞和紙が染料をあっという間に吸い上げますので、浸ける時間は一瞬にしてくだ
　　さい。
　☞三角形折りは角が3つありますので、3ヵ所に色を付けます。
　　写真は2つ目の角に色を付ける所です。

⑧3つの角に色を付け終わった状態。

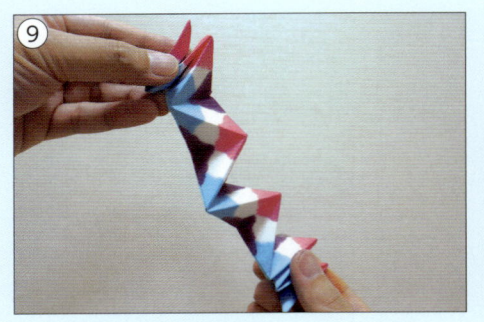 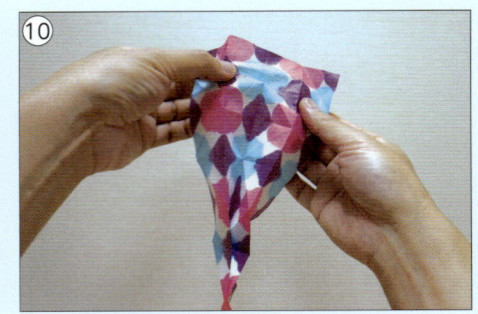

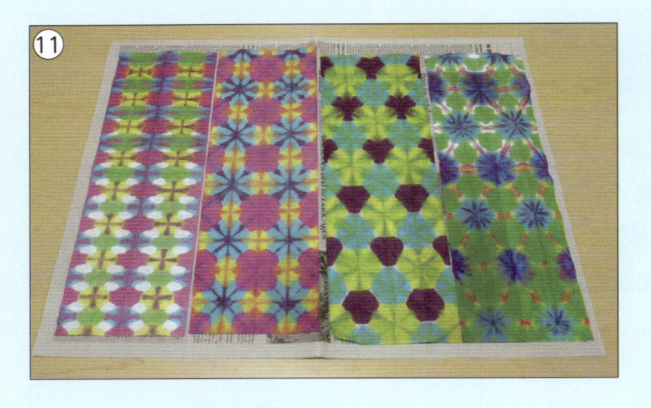

⑨染めた和紙を縦に広げます。

⑩次に、横に広げます。

    ☞ 広げるときに破れても、加工の際に補修することが可能です。

⑪完成。広げた和紙を新聞紙の上に置いて乾かします。

    ☞ 新聞紙の1つの面に、折り染めを4枚乗せることができます。

    ☞ 新聞紙は1枚だと染料が床や机に付きますので、3枚ほど重ねて敷いておきます。

Point!

染料は服に付くと取れないため、エプロンの使用をお勧めします。また、手に染料が付いてしまうと、取れるまでに数日かかることもありますので、使い捨てのビニール手袋を準備するとよいでしょう。

88002-788 JCOPY

参加者の言葉より

持って帰っていい？

　染めた和紙を開く瞬間に、「うわーすごい」「きれい」「これ面白い」という言葉が聞かれます。折り方の種類を選ぶところや色選びまでは計画通りに進みますが、実際に染めてみると、予想外の模様ができ上がるという意外性や偶然性が面白い技法です。夢中になって次々と染め、あっという間に時間が過ぎるでしょう。「楽しかった」「またやりたい」という感想がもたれます。「このまま飾っても素敵ね」「持って帰っていい？」と作品に対しての愛着もわきやすい創作活動です。

● 基本の折り方

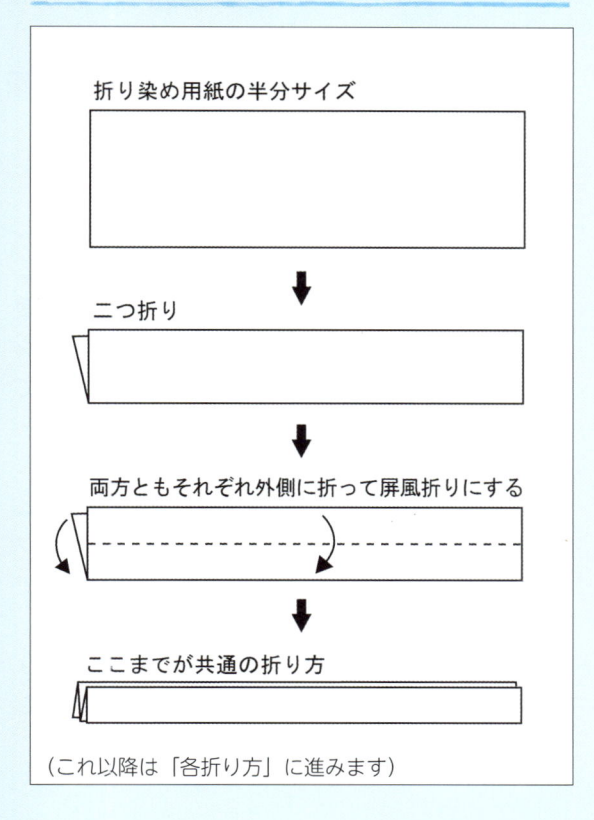

● 各折り方

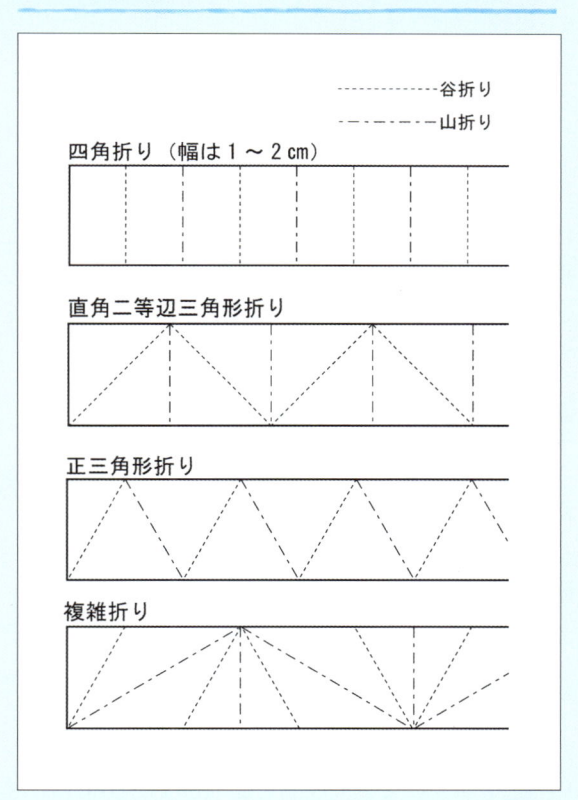

⑤ 折り染め（加工の工程）

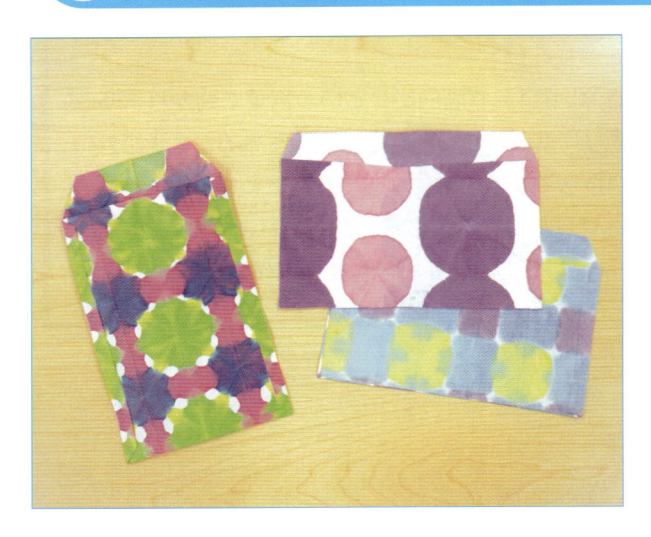
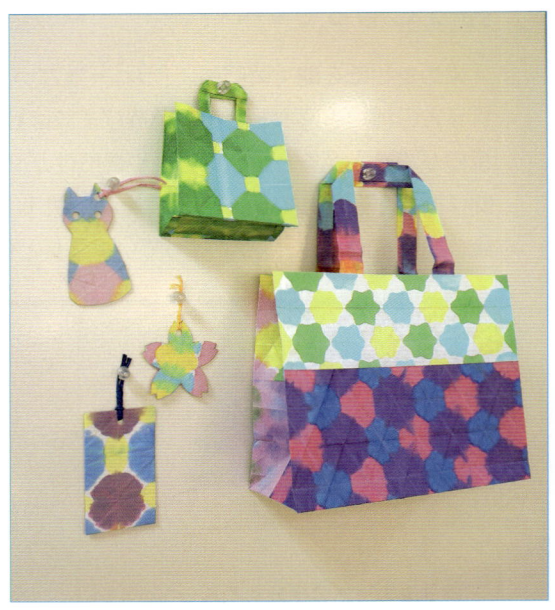

　折り染めの加工は、うちわの骨に和紙を貼り付ける方法がよく知られていますが、ここでは、工程が少なく、簡単に作ることができる封筒作りをご紹介します。何枚加工してもかさ張ることもなく、でき上がった封筒は用途もさまざまです。

● 適応と実施上の工夫

　折り染めの加工は皆さんに取り組んでもらえる活動で、夏は七夕飾りやうちわ作り、冬は封筒作りが楽しめます。不用となったお菓子の空き箱に貼り付けて、小物入れとして再利用してもよいでしょう。

● 声掛け

　折り染めの加工といってもイメージがわきにくいと思いますので、完成品を提示しながら声かけすると伝わりやすいでしょう。

● アートテクニックのポイント

　液体のりを使うと、染料や絵具の色がにじむことがありますので、固形（スティックのり）を使用しましょう。折り目が気になる場合はアイロンをかけてもよいですが、筆者は折り目を生かしてそのまま加工しています。

● 難易度の段階づけ

　染めの工程が難しい参加者の場合は、スタッフが染めたものを準備しておき、加工の工程だけでも楽しんで参加していただけます。
　染めた和紙同士を貼り足してつなげると大きな和紙となるため、大きめの封筒や立体的な紙袋も作ることができます。

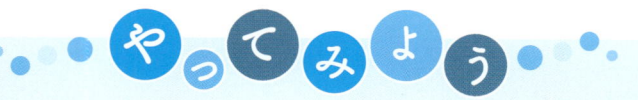

使用する道具

・封筒の型紙
　（写真は筆者による手作り）
・鉛筆
・のり（固形）
・染めた和紙

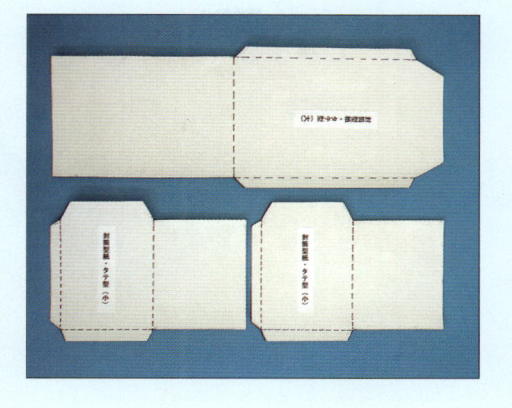

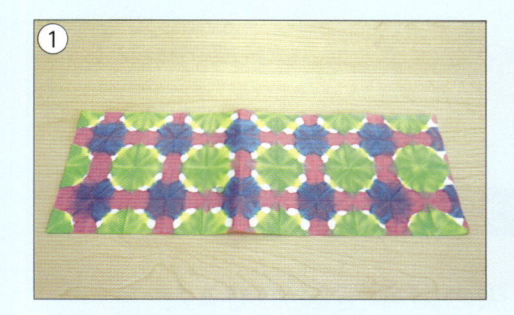
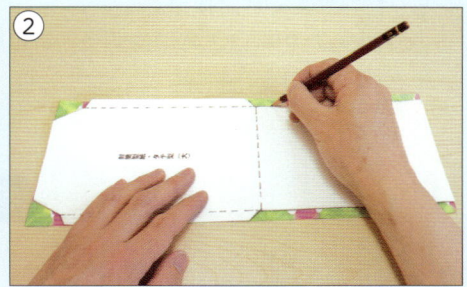
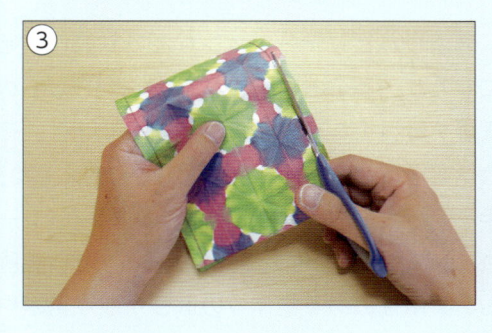
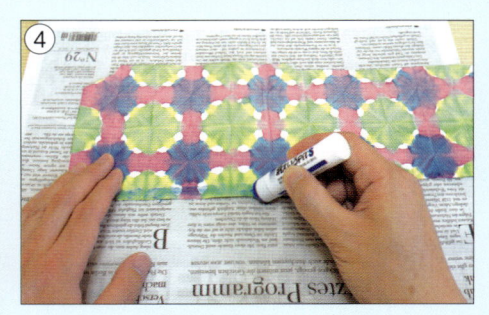

①染めた和紙のなかから使用するものを選びます。

　☞ 表と裏で色の濃さや染まり具合などが若干違うと思いますので、好きなほうを
　　　表に決めてください。

②和紙の上に型紙を重ね、封筒の形を鉛筆で型取ります。

③ハサミを使って鉛筆の線の通りに切ります。

　☞ 和紙ですので、切れの悪いハサミでは、多少切りづらくなります。

④のりしろ部分を折り、のりを塗ります。

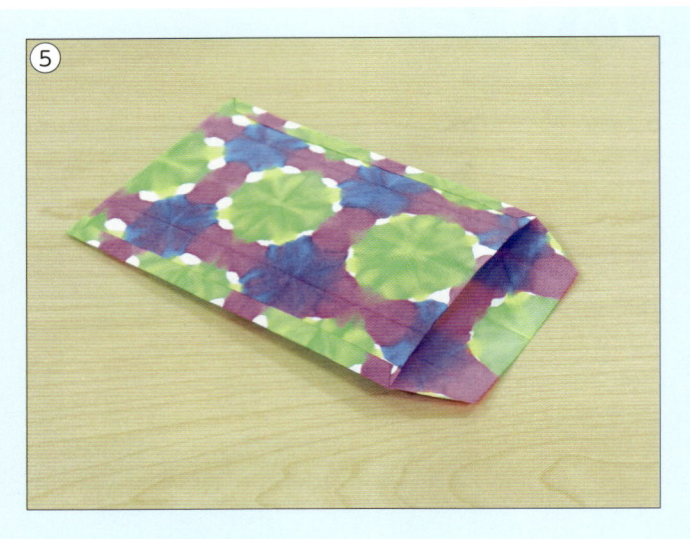

⑤貼り合わせてでき上がり。

　☞ 余った和紙は正方形に切って折り紙として、または、ちぎり絵の材料としても
　　使えます。

孫のお年玉袋ができた

　通所リハビリテーションなどで封筒作りを年末にすると、「孫のお年玉袋ができた」「子どものお年玉袋を買わずに済んだ」と言う方がいます。そんな会話をきっかけに「これ、何にでも使えるね」「切手を貼ったら送っても大丈夫かな？」「レシート入れにしよう」とアイディアも膨らみます。絵画よりも、実用性のある物作りのほうが取り組みやすい方には、この折り染めを使った加工が創作活動への入り口となるかもしれません。

6　落ち葉の塗り絵

難易度
★★☆☆☆

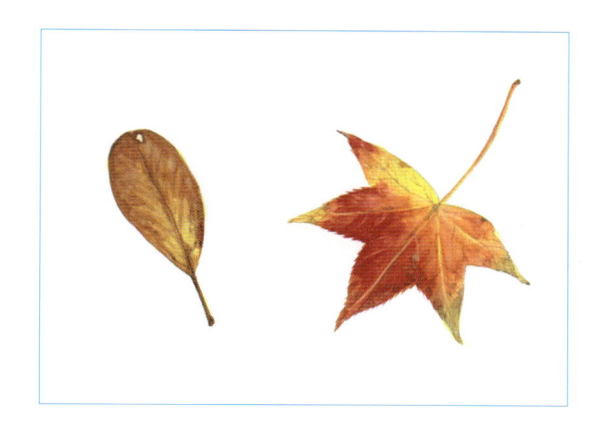

　秋を迎えると、道端や公園のあちらこちらに色鮮やかな落ち葉を目にする機会が多くなります。深まる秋を感じながら、落ち葉を題材に絵を描いてみましょう。題材となる落ち葉を集めていると、実に多くの種類が身近にあることに気付きます。よく見かけるソメイヨシノは夏から秋にかけて、緑から黄色、橙、赤、茶色へと色の変化も豊かで、そのグラデーションの美しさには目を奪われます。また、虫食いの跡なども落ち葉らしくてよいでしょう。

　画用紙の上に置いた落ち葉の形を鉛筆で写し取り、塗り絵のように枠ができたら、絵具もしくは色鉛筆で色塗りをします。塗り絵の要領で落ち葉の絵ができ上がったら、画用紙に描くことへの抵抗が少なくなっていることでしょう。

● 適応と実施上の工夫

　「絵は描けないけど塗り絵ならできる」という方に、絵画への導入課題として最適です。思わず描きたくなるような美しい色の落ち葉を準備しましょう。時期によって落ち葉の種類が変わってきますので、10月から11月にかけて楽しめる内容です。

● 声掛け

　塗り絵の好きな方には、「落ち葉の塗り絵をしましょう」と声を掛けます。参加者が葉を選ぶ際に、「なるべく色や形の違う葉を選んでください」ということで観察を促すことができます。可能な環境であれば、参加者と一緒に題材となる落ち葉を集めると、より一層楽しい時間となるでしょう。

● アートテクニックのポイント

　落ち葉をよく観察して、微妙な色の変化をみつけることが醍醐味です。ひと言で茶色といっても①黄色に近い茶色、②緑に近い茶色、③赤に近い茶色、④黒に近い茶色など、さまざまな茶色がみつかるはずです。「よく見たらいろんな茶色がありますね」と伝えることで気付きが得られるでしょう。

● 難易度の段階づけ

　落ち葉の形を写すことが難しい参加者の場合には、スタッフが形を写したうえで、色塗りだけを勧めてもよいでしょう。その際、形を写した落ち葉を画用紙のそばに置いて、観察しながら色を塗ってもらうようにしてください。また、葉の枚数で難易度の段階付けを行うことができます。塗り絵や絵画活動に馴染みのない参加者の場合は、葉の枚数を1〜2枚からはじめるとよいでしょう。

使用する道具

- 落ち葉
  （写真は桜、柿、ケヤキ、芙蓉など）
- 鉛筆
- 水彩道具もしくは色鉛筆

落ち葉は時間とともに鮮やかさがなくなるため、その日に落ちた葉を集めます。

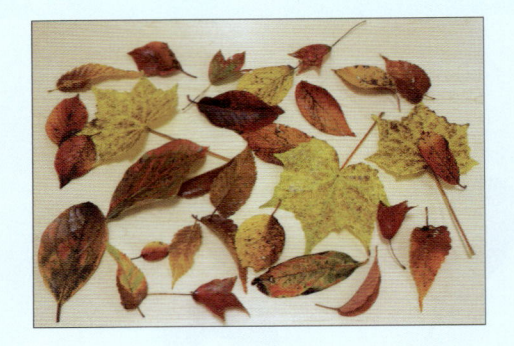

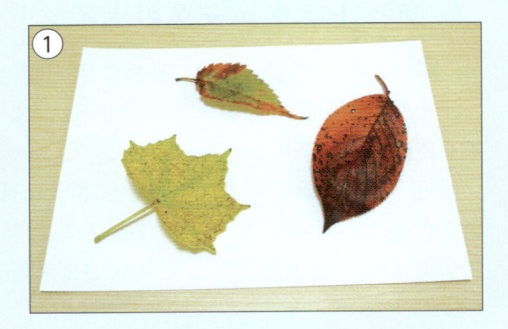

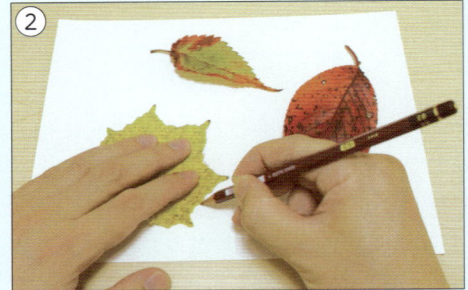

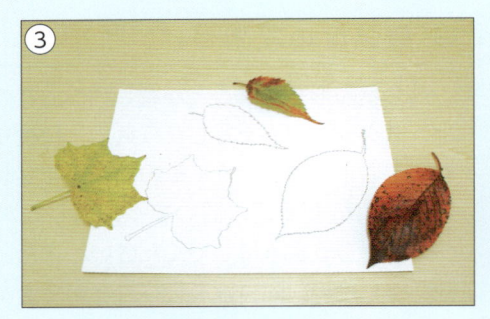

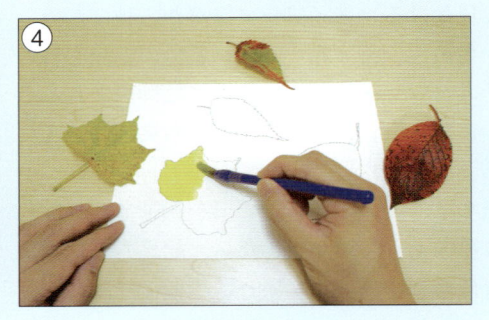

①題材となる落ち葉を選び、画用紙の上に置いて配置（構図）を決めます。
　　☞ 落ち葉は時間とともに変色します。翌日以降に続きを描こうとしても、色が変わってしまうため、なるべく時間内に描き終わる枚数にします。

②置いた落ち葉の形を鉛筆で縁取りします。
　　☞ 色・形・大きさが違うものを選ぶとバランスが整いやすくなります。

③3 枚の葉の形を写し終わった状態。
　　☞ 葉脈はこの時点で鉛筆を使って描くか、色塗りの段階で絵具か色鉛筆で描きましょう。ここでは色塗りの段階で絵具を使って描いています。

④色の明るい左の葉（黄）から色塗りをはじめます。水を多めに加えて絵具を溶き、色を置くように塗っていきます。
　　☞ 葉を画用紙の近くに置いて、観察しながら描くようにしましょう。

88002-788　JCOPY

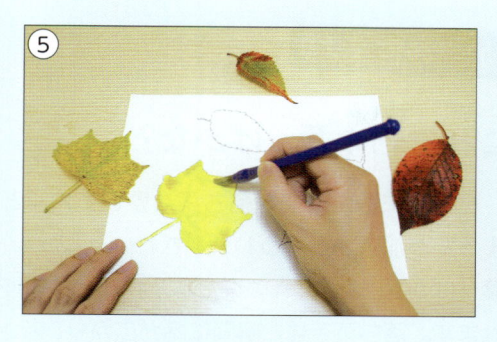
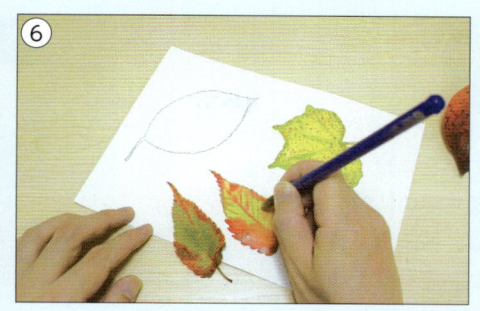
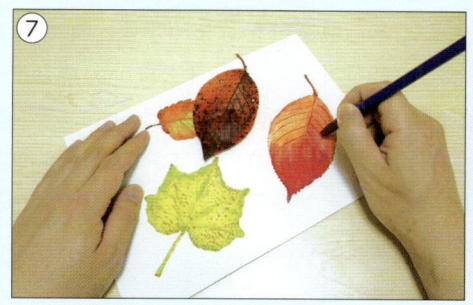
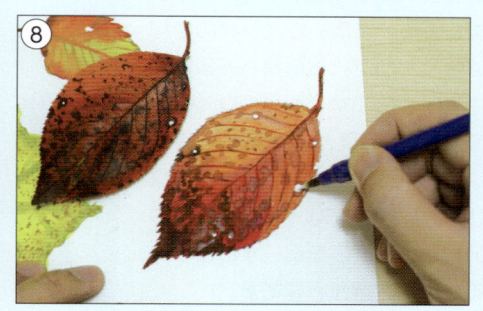
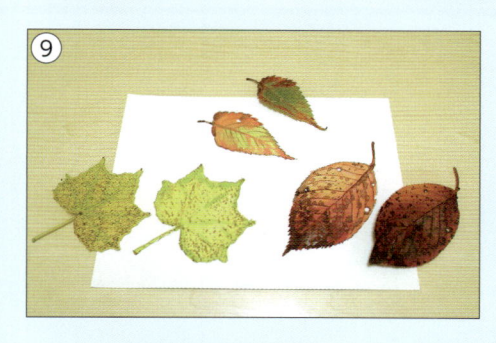

⑤塗った黄色が乾かないうちに、黄緑を部分的に重ねます。

　☞水分が多めの色を塗って、乾かないうちに別の色を垂らし、にじませるこの技法を「垂らし込み」といいます。

⑥2枚目の葉を描きます。

　☞画用紙は描きやすい向きにします。葉脈は筆を立てて、筆の先を使って描きます。

　☞葉脈を筆で描くことが難しい場合は、葉の色が乾いた後に、色鉛筆を使って描き足すこともできます。

⑦3枚目の葉を描きます。作例は黄色から赤へのグラデーションを作っているところです。

　☞黄色が乾かないうちにオレンジや赤を入れると、絵具がにじんで自然な色のグラデーションができます。

⑧白絵具を使って虫食いを再現します。

⑨完成（描いた葉の横にモチーフの葉を置いています）。

近ごろ、生花の持ち込みを禁止している施設も増えていますので、落ち葉の持ち込みが可能かどうかは、各施設の規則に従ってください。落ち葉はなるべく人間や動物が立ち入らない場所を選んで拾いましょう。また、ウルシ科の植物は触るとかぶれる種類もあるため注意が必要です（ハゼもウルシ科です）。何の葉かわかるものを使いましょう。時にイチョウの葉（果肉は特に）によって、かぶれやアレルギー反応を起こすこともあるため、注意が必要です。

参加者の言葉より

これ、何の葉っぱかな？

机の上に色鮮やかな落ち葉を置いておくと、集まった参加者から「うわー、きれい」「これ、何の葉っぱかな？」「これは桜だね？」などの声が聞かれます。落ち葉を見た瞬間に話が広がり、皆さん楽しそうに落ち葉選びをはじめます。描く際には、じっくり観察することで「虫食いの跡があるよ」「葉っぱによって葉脈の形が違うね」など、参加者同士で情報交換がなされます。自然に触れながら対話をすることで季節を感じ、集団としての一体感も高まることでしょう。

88002-788 JCOPY

⑦ ステンシル

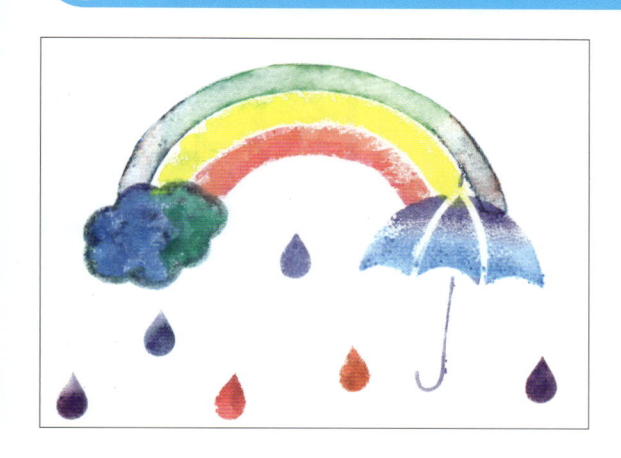

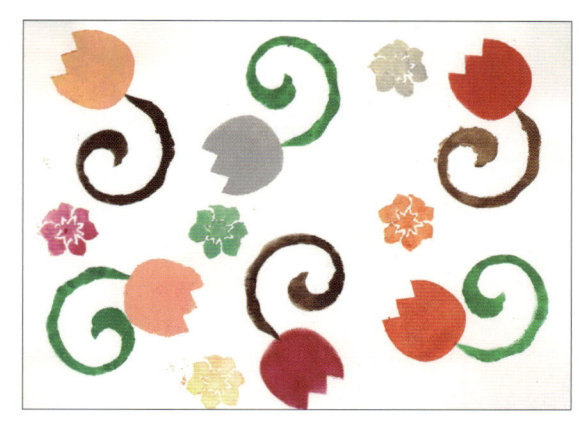

　型を使って色を付ける技法をステンシルといいます。古くは数万年前のヨーロッパの洞窟に手型のステンシルをみることができます。手を洞窟の壁に押し当て、その上から赤い色を塗るか吹き付けるなどして、手の形を浮き上がらせるというものです。紙製の型を使って色を染め付ける技法としては、日本でも天平時代の吹絵紙というものが正倉院に残されています。また、着物や手ぬぐいなどの布に規則的に模様を染め付ける沖縄の紅型などにも、この技法が生かされています。

　ここにご紹介するのは、型（型のシート）を自由に組み合わせてデザインを作り上げる方法です。たとえば、花や蝶などの型を組み合わせて1つの画面を構成します。型を組み合わせてデザインするため、絵の得手不得手はほとんど気にせずに済むでしょう。いくつかの注意点をクリアすれば、誰にでも美しいデザインが仕上がり、喜びもひとしおです。

　また、型と色の選択、配置の工夫などを通して無限に組合せが考えられるため、自己表現に向いた技法ともいえるでしょう。

● 適応と実施上の工夫

　型を使って絵を作るので巧拙が出にくく、絵に対して苦手意識のある患者さんにも取り組みやすい技法です。

● 声掛け

　型と見本を示しながら「型を使って絵を作ってみましょう」と声掛けをします。筆を使うことに抵抗を示す方も多いので、「筆ではなくスポンジで色を付けます」と技法の特徴を伝えます。

● アートテクニックのポイント

　ステンシル用のシートは市販もされていますが、スタッフが予めクリアファイルで作ることで、季節ごとにさまざまなデザインを準備することができるでしょう。スポンジは、食器洗いや風呂掃除用のものをカットして使用します。

● 難易度の段階づけ

　1つの型に対して1色で色付けすることに慣れてきたら、次に、部分的に色を変えてみましょう。色を変化させることで複雑さが増し、立体的な表現も可能となります。

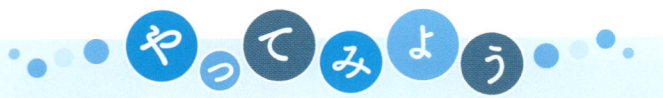

使用する道具

- ステンシルシート
  （例 1 は筆者による手作り、例 2 は市販のスノースプレー用型紙をパーツごとに切断したもの）
- スポンジ
- 水彩道具

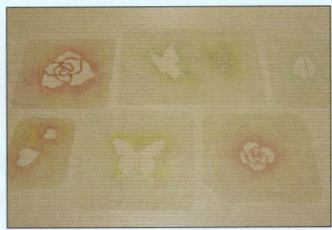

シート例 1（春）

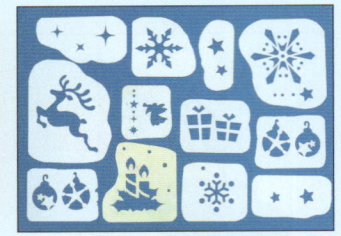

シート例 2（クリスマス）

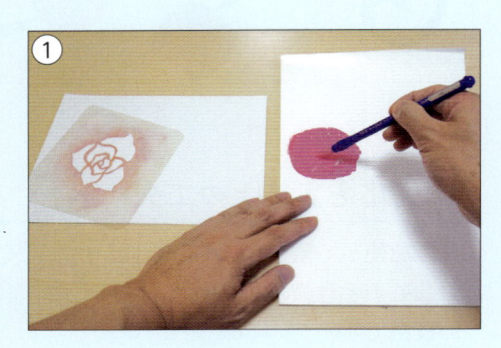

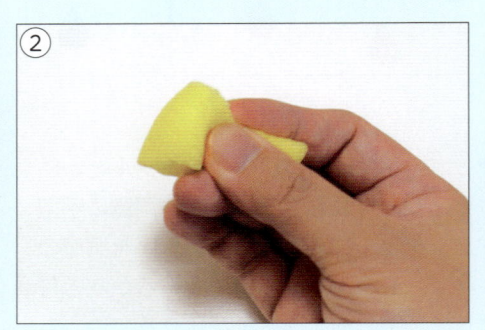

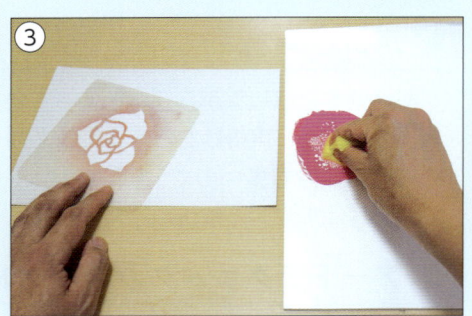

①使いたい型を選んだら、画用紙の上に置きます。次に、使いたい色を選び、絵具をパレット上に少量の水で溶きます（写真ではペーパーパレットを使用しています）。

   ☞ 水分の多い絵具の場合は水を足さなくても、そのまま使えます。絵具が固い場合には、少量の水を足して筆で絵具を溶きます。

②写真のようにスポンジを持ちます。

   ☞ スポンジは濡らさずに、必ず乾いたものを使用します。これがもっとも重要なポイントです。

③パレット上の絵具をスポンジによくなじませます。

   ☞ 色を変えるごとに、新しいスポンジを使用してください。

   ☞ スポンジへの絵具の付き加減を確認するために、新聞紙などに試してみてください。

88002-788 JCOPY

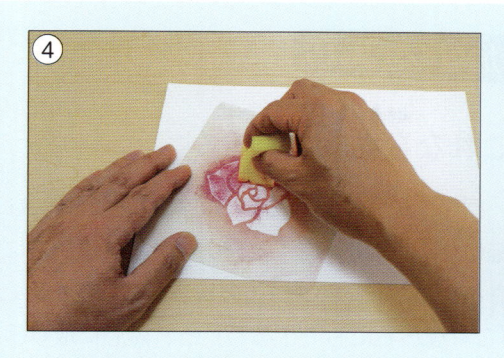
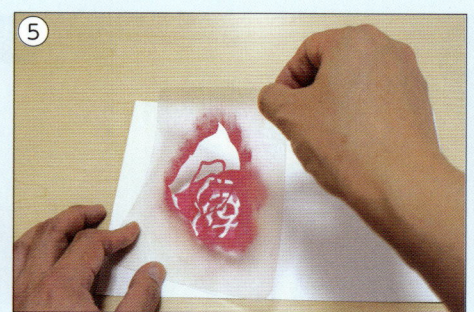

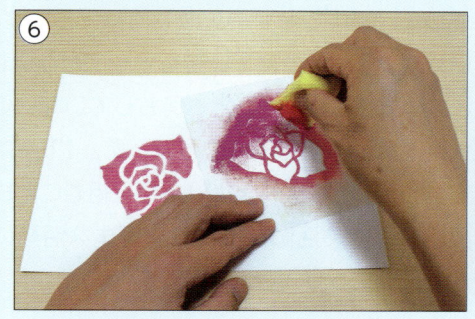
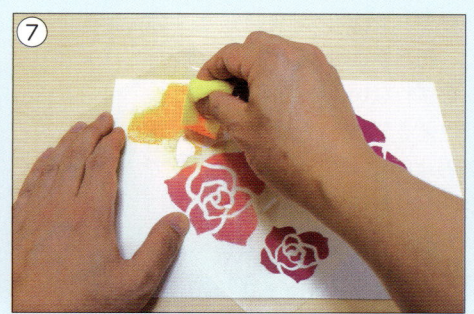

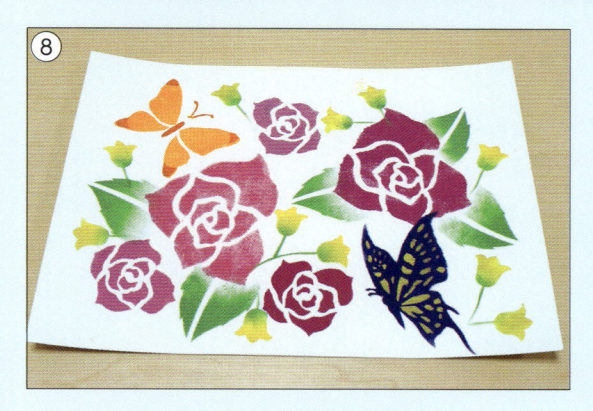

④型の上から軽く絵具を付けていきます。

　　☞ このとき、軽く「ポンポン」と叩くように絵具を付けます。

⑤シートをめくり、取り外します。

　　☞ シートがずれないように気を付けて持ち上げてください。

⑥次の型へと作業を進めます。

⑦自由に組み合わせを考えながら作業を進めます。

　　☞ すでにでき上がった部分にシートが重なるときは、先に付けた絵具が乾いたこ
　　　とを確認してから重ねてください。

⑧完成。

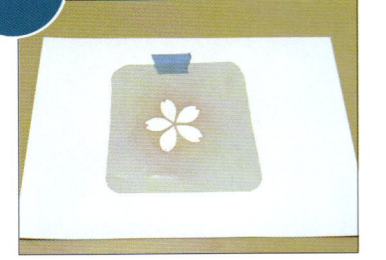

Point!

利き手にスポンジを持ちますので、利き手とは反対側の手でシートをずれないように押さえます。押さえることが難しい場合は、写真のようにマスキングテープでシートを台紙に固定します。セロハンテープを使用すると台紙が破れてしまいますので、マスキングテープを使用するとよいでしょう。

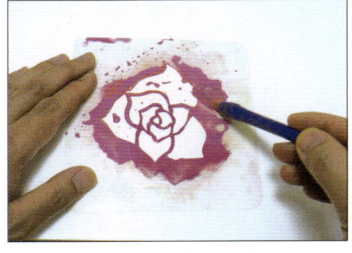

洗うときは筆で絵具を溶かします。スポンジで洗うと力が入りすぎてシートの細かい模様の部分が破れる原因となります。

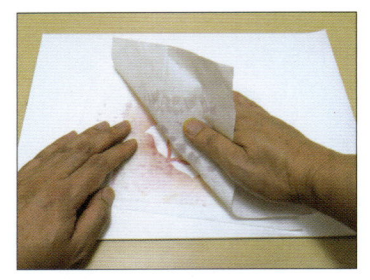

洗った後は、押さえるようにして型についた水分を取ります（拭き取ると型の細かい部分が破れる可能性がありますので、押さえるようにします）。

参加者の言葉より

これなら私にもできる

　回復期に入ったうつ病の高齢女性が、「絵なんて描いたことないわよ」と言いながら絵画療法に参加されました。ステンシルの技法を紹介したところ、「これなら私にもできるわ」と、熱心に取り組み始めました。途中で多少の失敗もありましたが、「楽しいわー、ベッドで寝ていてもすることないし、ほら、あなたもしたら？」と、何もしていないほかの患者さんに勧める様子もありました。「下手だけど楽しいわ〜」とでき映えよりも取り組むことに意義を見出し、この活動を機にさまざまな活動に参加できるようになりました。

88002-788　JCOPY

⑧　切り紙

難易度
★★★☆☆

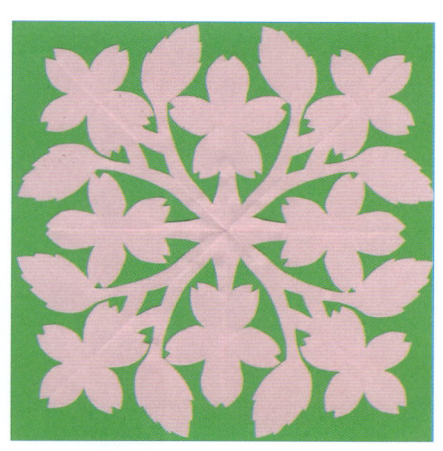

切り紙は中国の「剪紙（せんし）」が歴史も古く、よく知られています。祭祀に用いられますが、デザインごとに用途が違い、吉祥図案が多く見受けられます。民間に広がってからは、日常生活上の装飾としても普及したそうです。この剪紙は、8世紀ごろに日本に伝わったことが正倉院に残る唐からの渡来品によってわかっています。日本では切り紙といわれ、主に正月の祭祀用に、各地で伝統的に作られています。ここでご紹介するのは、江戸時代に庶民の遊びとして広まった「紋切り」に近いもので、紙を折ってハサミで切るものです。現在、切り紙に関する本は数多く出版されていますが、カッターを使用するデザインが多く、参加者によっては不向きな場合があります。安全性を考慮して、ハサミだけででき上がる切り紙に挑戦してみましょう。

参考図書

□ 藤井増蔵：新技法シリーズ　切り紙．美術出版社，東京，1975

● 適応と実施上の工夫

一般的な折り紙のサイズは15×15 cmですが、巧緻性に乏しい場合は大きいサイズの折り紙を使ってみましょう。数種類のサイズが販売されています。

● 声掛け

下書きをスタッフが済ませている場合は、「ハサミで切るだけで簡単にできますよ」と見本を呈示すると興味をもちやすくなります。スタッフによる下書きを練習として切ってみて、慣れてきたら、「オリジナル作品を作ってみませんか？」と提案してみるのもよいでしょう。

● アートテクニックのポイント

左右非対称の形を作りたいときや、大きくデザインしたい場合は8つ折りにせず、4つ折りの状態で使用します。

● 難易度の段階づけ

2つ折り、4つ折り、8つ折りの順に難易度が上がります。作例、手順ともに8つ折りですが、高齢者や巧緻性に難がある場合は、2つ折りで簡単なデザインからはじめてみましょう。

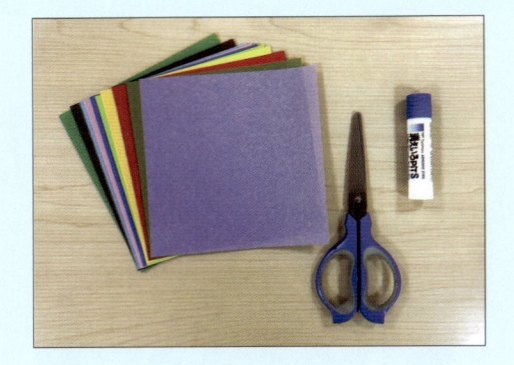

やってみよう

使用する道具

- ・折り紙
- ・はさみ
- ・のり

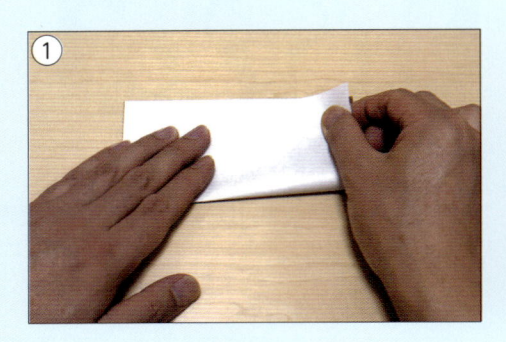 ①

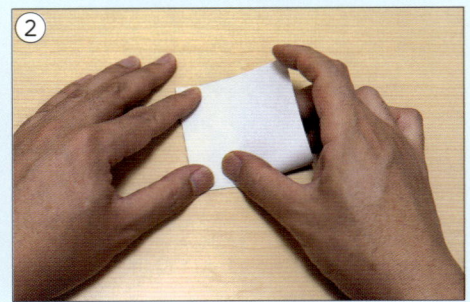 ②

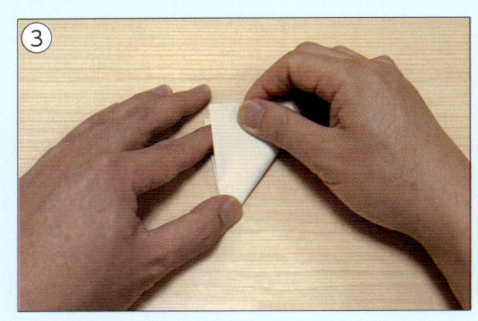 ③

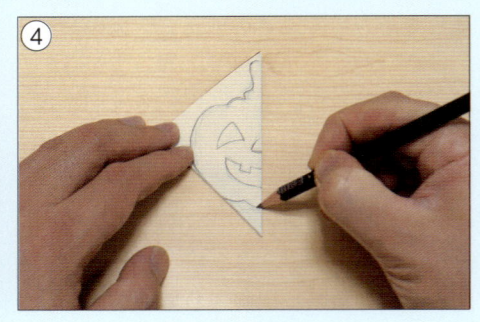 ④

①折り紙を2つ折りにします。

  ☞ 色の面を内側に、白い面を外側に折ります。

②4つ折りにします。

③8つ折りにします。

④下書きをします。

  ☞ 折り紙の中心を下（手前）にして下書きをしてください。逆向きに下書きをすると、切ったあとに折り紙がバラバラになります。

88002-788 JCOPY

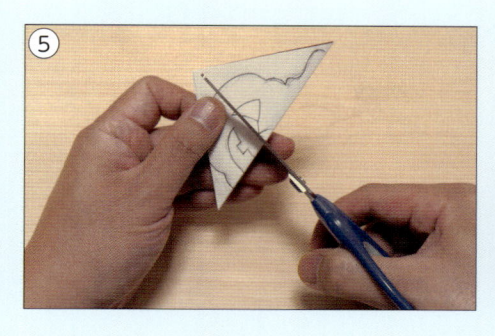
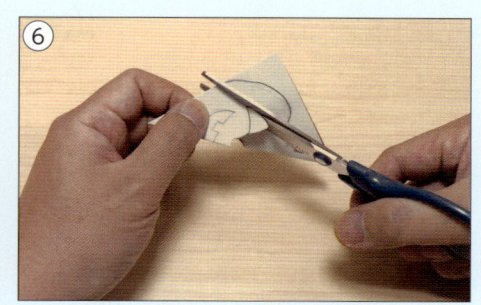
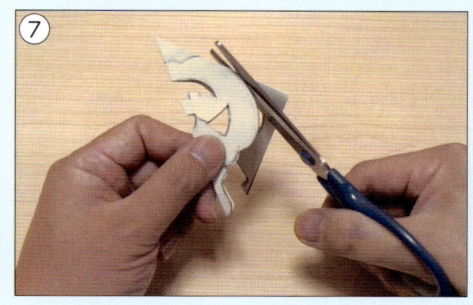
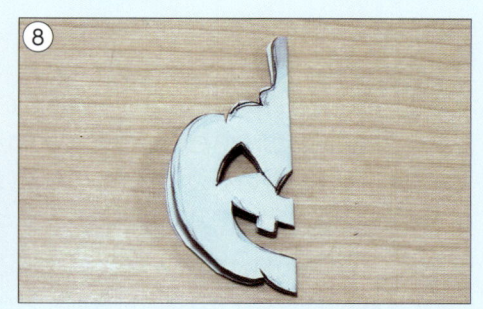
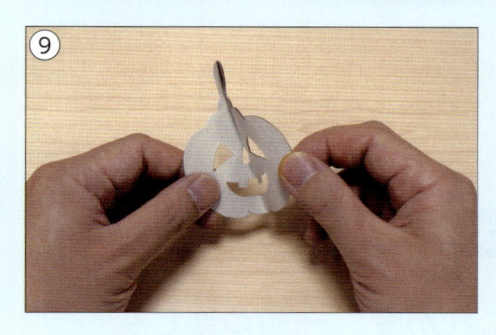

⑤なかの細かい部分から切り始めます。

⑥鼻から切り込みを入れて目に進みます。

 ☞ 最終的に切り込みは目立たないので、カッターを使わずに作ることができます。

⑦最後に周りを切ります。

 ☞ 周りの大きい形から切ってしまうと、折った紙がずれやすくなりますので、なるべく中心の細かい形から切るようにします。

 ☞ ハサミは刃先ではなく、根元に近いほうを使用します。

 ☞ 曲線や角度が変わるところは折り紙の向きを変えながら切るようにします。

⑧切り終わった状態（鼻から目に切り込んだ切れ目が見えている）。

⑨折り紙を折った順とは逆の手順で丁寧に広げます。

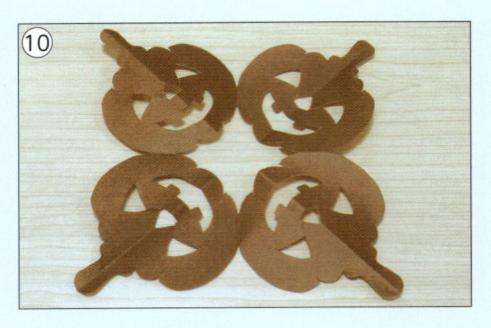 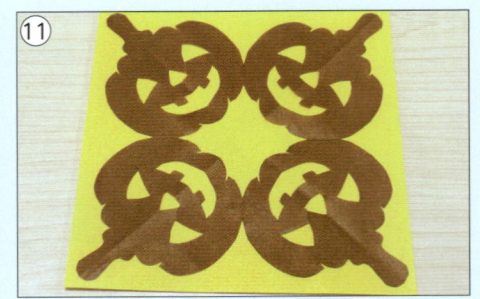

⑩広げた状態（4面すべてがつながっています）。
作品を裏返してのりを塗ります。
　☞ のり付けの際は、水分が多い液体のりでは折り紙が水分を含んで曲がってしまい、貼りづらいため、スティック状の固形のりを使いましょう。
　☞ 折り紙は軽いため、全面にのり付けをする必要はありません。所々にのりを付けるだけで、十分に貼り付けることができます。

⑪土台となる折り紙に貼って完成です。
　☞ 鼻から目への切り込みはほとんど見えなくなりました。
　☞ のり付けをせずに市販されている透明の袋に入れてもよいでしょう。窓に飾る場合は、透明の袋に両面見えるように2作品入れると両側から楽しめます。ラミネート加工をすることで用途が広がるかもしれません。

Point!

ハサミはカッターよりも安全ですが、集中力不足や不注意から指を怪我する可能性もありますので、十分な注意が必要です。刃物は各施設の管理方法に従って使用してください。ハサミ以外に1穴パンチを使うことで表現の幅が広がります。

参加者の言葉より

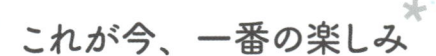

これが今、一番の楽しみ

　退院後の復職を希望していた30代の女性患者さんは、精神機能と身体機能の回復を目指し、切り紙に取り組んでいました。手が思うように動かず、下絵の線に沿って切れないこともありましたが、切り損じがあってものり付けで修復し、自分の失敗を修正することにも慣れました。「これが今、一番の楽しみ」「これを作っているときだけは、嫌なことを忘れられる」と、今の気持ちを教えてくれることもありました。復職という目標に向かって取り組む創作活動が楽しく感じられることや、嫌なことを忘れられる時間は、患者さんの治療に向き合う意志を支えているように感じられました。

88002-788 JCOPY

⑨ 曼荼羅アート

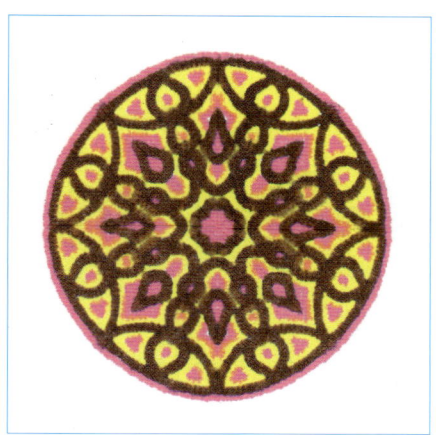

曼荼羅にはインドのサンスクリット語で円という意味があります。インドにおいて宗教的な意味合いで開発された初期の曼荼羅は土の上に描かれ、瞑想や儀式が終われば消去されていたといいます。それが次第に紙の上に描かれるようになったことで形として残り、私たちも目にするようになりました。今でもチベットでは砂を使って描く砂曼荼羅が残るそうですが、曼荼羅とよく似た模様は、ほかの宗教や世界中の地域において円形模様として存在しています。こうした同時性や普遍性について、ユングは集合的無意識や元型といった概念を提唱しました。ユング自身は何らかの空虚さに立ち向かうときに絵を描き、石に彫刻をしたといいます。多くの曼荼羅を描いたことも知られ、すべてがうまくいっているときは調和的な曼荼羅を描くことができ、内的な不調和があるときは対象性が崩れ、変わった曼荼羅ができたそうです。

曼荼羅はシンメトリーで美しく、見ていると安心感があります。ここでは、ティッシュペーパーとペンを使って簡単にできる曼荼羅アートを紹介します。ティッシュペーパーにペンで描くという手法は、北郷都さんの「今日からできるティッシュアート」を参考にしました。

📖 参考図書

- □ 北郷　都：今日からできるティッシュアート. 世界文化社，東京，2001
- □ スザンヌ・F・フィンチャー　著，正木　晃　訳：マンダラ塗り絵. 春秋社，東京，2005
- □ C. G. ユング　著，林　道義　訳：個性化とマンダラ. みすず書房，東京，1991
- □ A. ヤッフェ　編，河合隼雄，藤繩　昭，出井淑子　訳：ユング自伝 1—思い出・夢・思想—. みすず書房，東京，1972

● 適応と実施上の工夫

巧拙の出にくい技法として多くの方に楽しんでいただける内容です。この技法は見本通りに作るよりも、1作品目から心の赴くままに手を動かし、オリジナル作品を作ることをお勧めします。

● 声掛け

見本を呈示しながら、「これ、ティッシュペーパーに描いているんですよ」と言うと、皆さん驚いて興味を示されます。目の前で実際に工程を見せながら説明をすると、簡単に作れることが伝わり、スムーズな取り組みにつながります。

● アートテクニックのポイント

　8つ折りにすることで放射状のシンメトリーな曼荼羅模様ができます。線は連続した点で表現します。点をゆっくりと打つことで、ティッシュペーパーの裏までインクを染み込ませることができます。

● 難易度の段階づけ

　4つ折りで作るとデザインの面積が広がり、手数も増えるため難易度が増します。

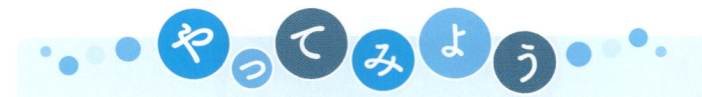

使用する道具

- ・ペン（コピックチャオ、コピックスケッチ、サインペンなど）
- ・ティッシュペーパー
- ・下敷き用の新聞紙

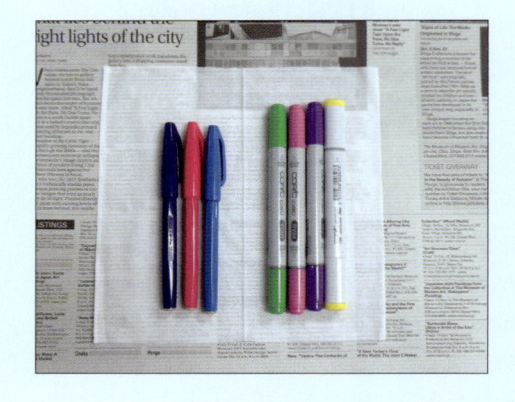

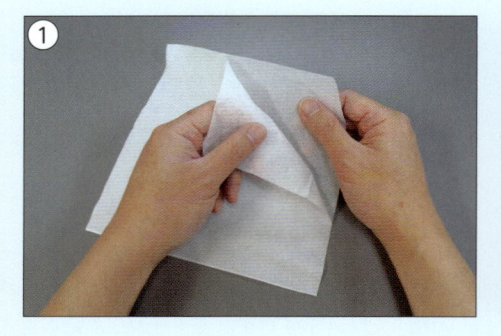
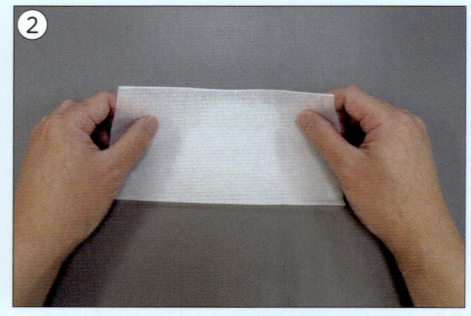

①2枚重ねのティッシュペーパーを1枚にします。
　　☞ ティッシュペーパーは2枚に分けたうちの1枚を使用します。2枚重なったままでは厚いため、ペンのインクが裏まで染み込みません。

②まずは2つ折りにします。

88002-788　JCOPY

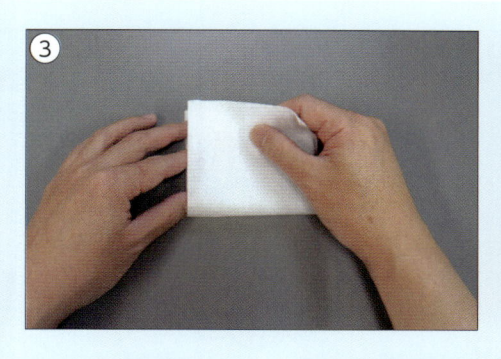

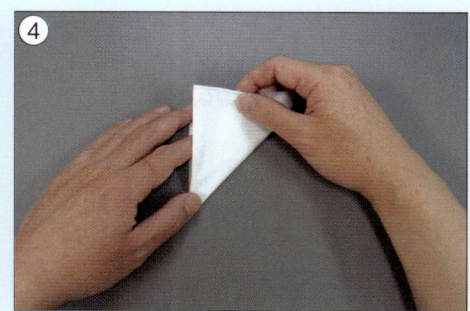

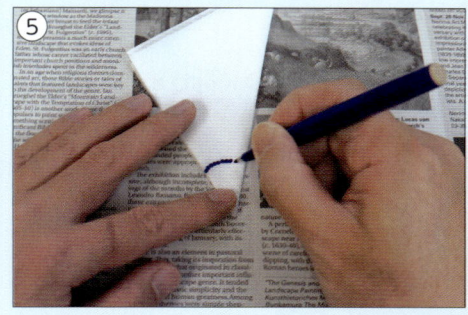

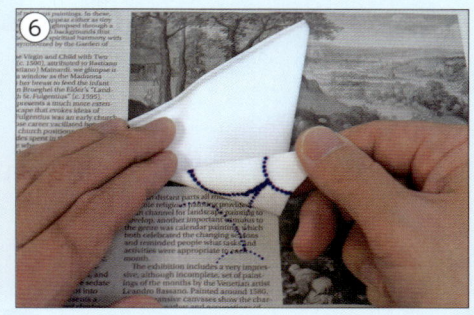

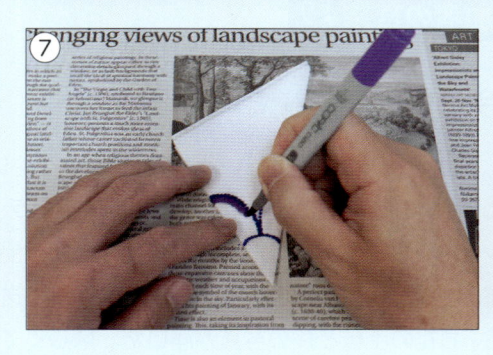

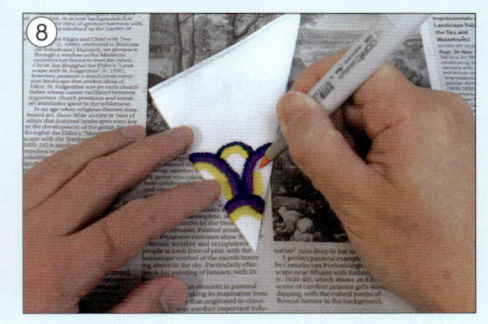

③次に 4 つ折りにします。

④最後に 8 つ折りにして三角形の状態を作ります。左手の親指で押さえている部分が
　ティッシュペーパーの中心になります。

⑤8 つ折りしたティッシュペーパーの中心を手前に置き、点を打つように模様を描き
　始めます。
　　　☞ 想像と違う形ができても、それをデザインに生かしながら進めます。

⑥ティッシュペーパーをめくって裏までインクが染みているかどうか確認しながら進
　めます。写真では裏まで染みていることがわかります。

⑦2 色目を使い、模様を追加していきます。

⑧3 色、4 色と自由に色を使いながら模様を作ります。

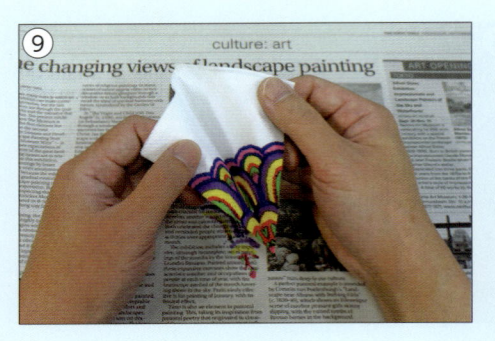

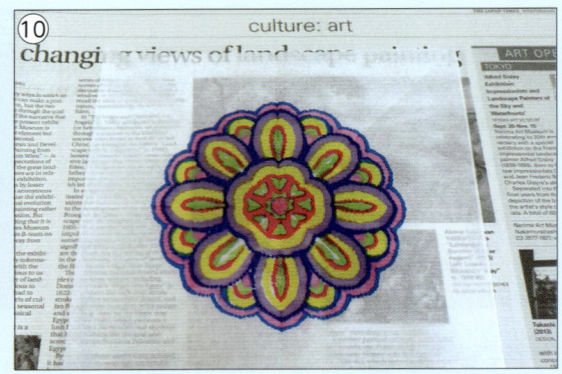

⑨模様を作り終わったら、ティッシュペーパーが破れないように慎重に開きます。

⑩完成。

☞ でき上がった曼荼羅アートは市販されている透明の袋に入れるか、台紙に軽く四隅を
のり付けして飾ることができます。ラミネート加工をしてもよいでしょう。

Point!

インクを染み込ませて模様を描く
ため、机に下敷きを準備します。
ツルツルした紙よりも余分なイン
クが染み込む新聞紙の紙質が適し
ています。
この技法では主に水性ペンやアル
コールマーカーを使用します。油
性ペンのなかにはティッシュペー
パーがくっついてしまうため不向
きな種類もあります。水性ペンの
なかにも不向きなものが一部あり
ますので、事前に試してみてくだ
さい。

参加者の言葉より

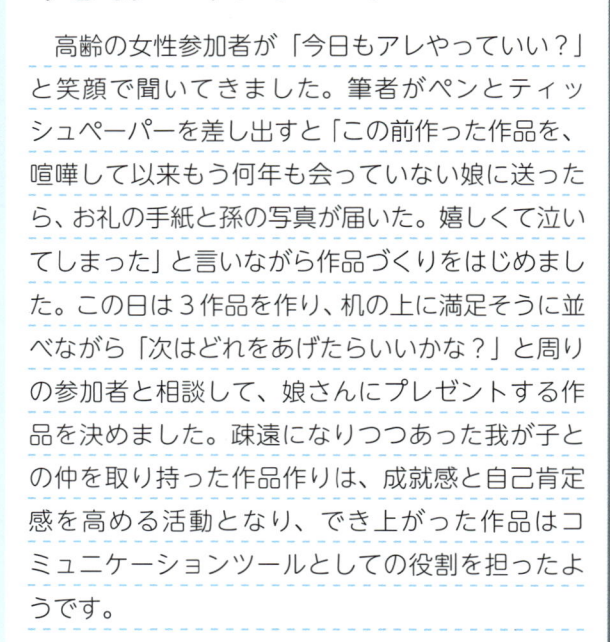

今日もアレやっていい？

高齢の女性参加者が「今日もアレやっていい？」
と笑顔で聞いてきました。筆者がペンとティッ
シュペーパーを差し出すと「この前作った作品を、
喧嘩して以来もう何年も会っていない娘に送った
ら、お礼の手紙と孫の写真が届いた。嬉しくて泣い
てしまった」と言いながら作品づくりをはじめまし
た。この日は3作品を作り、机の上に満足そうに並
べながら「次はどれをあげたらいいかな？」と周り
の参加者と相談して、娘さんにプレゼントする作
品を決めました。疎遠になりつつあった我が子と
の仲を取り持った作品作りは、成就感と自己肯定
感を高める活動となり、でき上がった作品はコ
ミュニケーションツールとしての役割を担ったよ
うです。

88002-788 JCOPY

コラム4　式場隆三郎と山下清

　精神科医の式場隆三郎（1898-1965）は芸術に造詣が深く、ゴッホ研究のほか、山下清（1922-1971）の後援者としても知られています[1]。清は1936年、戸川らによって『一技能に優秀な精神薄弱児の臨床例』[2]として最初に紹介されましたが、同年、式場は八幡学園の顧問医に就任し、1954年ごろから清の後援活動に入るようになりました[1]。

　清は3歳のころの病気により軽い言語障害と知的障害を抱えていました。学校でいじめを受けて以来怒りっぽくなり、時には乱暴な行為もあったため、12歳のころ、知的障害者施設である八幡学園に入園しました。清はここで貼り絵を覚えて好きになり、熱心に取り組みました。先生から教わったやり方に自分の工夫を加えて、だんだん素晴らしいものを作るようにもなりました。それにつれて性格は大変大人しくなり、乱暴も治まった[3]といいますから、貼り絵は清にとって自己治癒的に機能していたと思われます。

　18歳のころには、徴兵検査を逃れるために放浪の旅に出ます。そして、素晴らしい景色を求めて全国を旅するようになりますが、旅先では絵を描かず、学園へ戻ってから驚異的な記憶力を駆使して旅先の景色を絵にしたそうです。式場も「清は、手ぢかなものはそれを前にして写生しますが、絵画的な記憶力にすぐれ、鉛筆のスケッチも何もしてこないのに、前にみた風景なども、はっきりかきあげています。」[3]と述べています。過去に体験した知覚に関連して生じた記憶像を表象といいますが、そのなかでも、きわめて鮮明で知覚に近い性質のものを直観像といいます[4]。清には、この直観像があったため、数年にわたった放浪中の景色を後で思い出して作品にすることができたのでしょう。ミリ単位に刻まれた色紙は、清の貼り絵が物理的にも時間的にも、およそ旅先で作れないことを証明しています。

　1961年、39歳の清はヨーロッパへ旅立ちます。式場が創設した医科芸術クラブのヨーロッパ視察に同行し、1ヵ月をかけて9ヵ国を回ったのです[5,6]。そして、訪問先で見物した風景を水彩画で描き、晩年の清の芸術評価を決定的なものにしました[6]。

　清は49年の人生のなかで、千葉の八幡学園から、遠くは鹿児島まで放浪しました。一方で、ゴッホも出身地のオランダに始まり、フランスはパリから南フランスのアルルまで赴き、放浪の人生の末、オーヴェルにて37歳で生涯を閉じています。画材に違いはあるものの、清とゴッホは訪ねた各地の風景を描き、その筆致は点描に近いもので、よく似ています。ゴッホ研究に情熱を傾けた式場は、清のなかにゴッホに通じる芸術に対するひた向きな眼差しを感じたのかもしれません。清が日本のゴッホといわれる所以もそこにあるように思えます。

📖 Reference

1) 市川市文学ミュージアム：没後五十年記念企画展；炎の人 式場隆三郎—医学と芸術のはざまで—. 求龍堂, 東京. 2015

2) 戸川行男, 内田勇三郎, 赤松保羅：一技能に優秀な精神薄弱児の臨床例. PHILOSOPHIA 哲学年誌6：185-218, 1936

3) 式場隆三郎 編：はだかの王様；山下清の絵と日記. 現代社, 東京, 1956

4) 大熊輝雄：現代臨床精神医学 改訂第12版. 金原出版, 東京, 2013

5) 式場隆三郎 編：ゆかり—日本医家芸術クラブ十周年記念文集. 日本医家芸術クラブ, 東京, 1963

6) 山下　浩（山下清鑑定会）監：山下清展. 清美社, 東京, 2009

第5章

実際の方法 II
─本格的な技法─

Overview

　第4章「導入のための技法」によって創作活動に慣れてきたら、本章「本格的な技法」へと進むこともできます。本章では、技術的な解説も多くありますが、本来、絵画療法、とりわけ精神療法としてのそれには技術的な向上や上達は求められていません。上手く描こうとする気持ちが、心を表現するうえで妨げになるかもしれません。また一方で、デッサン力や技術が伴うことで自分の想いを、より相手に伝わる表現にできるという一面も考えられるため、絵画療法の導入理由や嗜好に合わせて技法を選択することが必要です。

　本章でご紹介する本格的な技法は手間や時間もかかるため、生き甲斐や趣味としての要素が強くなり、「生涯教育的志向性」[1] が高まります。技法や課題に集中して制作することは、日ごろの悩みや痛みなどから解放されるひとときを与える可能性もあるほか、充実感や達成感を得ることにもつながるでしょう。

 ## アートセラピーに使える本格的な技法

静物画（デッサン）	静物画とは、花・果物・器物などを題材にした絵画のことです。また、デッサンとは対象物の形・色・明暗・質感などを黒・茶・青などの単色で描き表すものです。
版画	木・銅・紙などの版面に凹凸を作り、インクの転写によって絵画を制作する技法です。本書では版面の加工がしやすい紙版画をご紹介しています。
名画の模写	模写とは、画家の描いた作品を忠実に再現し、画家の意図や想いを追体験するものです。本書ではキャンバスにアクリル絵具で描く方法をご紹介しています。

① 静物画（デッサン）

難易度
★★★★★

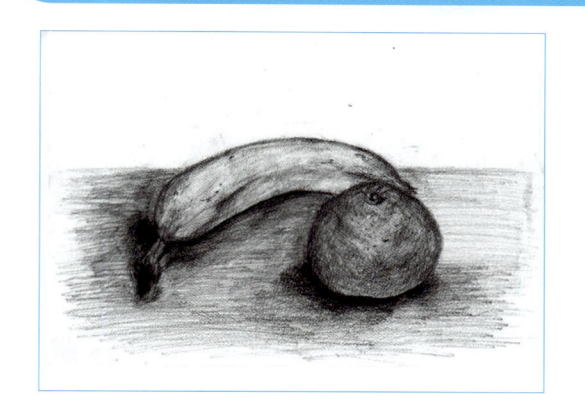

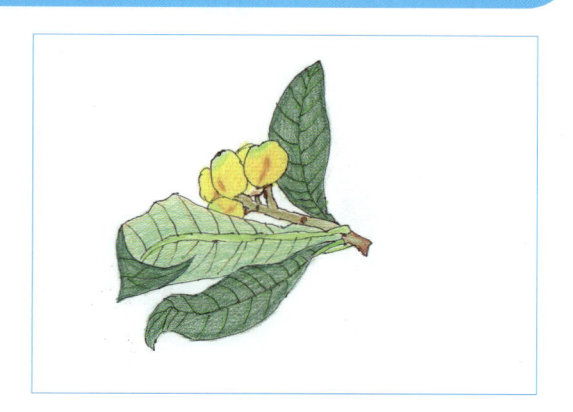

静物画は意味を押し付けない題材として、精神的な苦痛を伴わない比較的安全な題材といえるでしょう。市橋[2]は写生について、「最も心的エネルギーを消費しない作業の1つである。創造力やイメージの枯渇ということも起こりにくいという利点もある。具象画は本質的には感情移入の作業であり、共感を養うためにも有効であろう。描けない人もなかにいる。そのときはスタッフがそばに座るだけで描ける人もいる。病者は治療スタッフにより安全感を供給されるのであろう」と述べています。また、写生の題材は、特に風景画と人物画が中心になるとしていますが、静物画については、手軽で身近な題材という利点はあるものの、巧拙に意識が傾き、やや治療的雰囲気に乏しいといいます。筆者の場合は巧拙の問題に配慮して、なるべく描きやすい静物画の題材を準備し、描きたいものを参加者に選択してもらえるようにしています。

デッサンという言葉は多くの方がご存知かと思いますが、定義としては、対象物の形、色、明暗、質感などを単色で描き表すものといえるでしょう。難しそうに聞こえるかもしれませんが、使う色数が少ない分、簡単な面もありますので、そうした意味でデッサンを好む方もおられます。

デッサンについて参加者からもっとも多い質問は「立体感はどうやって出したらいいのですか？」です。立体感を出すには、明暗を捉える必要があります。光の方向性を意識することで、陰影が見えてくるでしょう。

● 適応と実施上の工夫

自らデッサンを希望する参加者や「色塗りは苦手だけど、鉛筆だけなら」という方は一定数います。そのような希望に応じた実施、または集中力を高めたい方などに向いています。

● 声掛け

絵を描くことに苦手意識のある方には、「描きやすいものを準備しました」と声を掛け、馴染みの野菜などを提示すると抵抗が少なくなるでしょう。

● アートテクニックのポイント

デッサンは描きやすい形のものから描き始めるとよいでしょう。作例にあるリンゴやレモンなどの丸いもの（球体）は描きやすい題材といえます。そのほか、円筒や円錐に属するバナナ、ニンジン、キュウリもデッサンの題材に向いています。

● 難易度の段階づけ

色（明るさ）によって使う鉛筆を変えると難易度が上がります。たとえば、リンゴの赤やカボチャの深緑など、暗いものはB系統の鉛筆を用い、レモンやバナナなど色の明るい題材はH系の鉛筆を使うと明るい色を表現することができます。

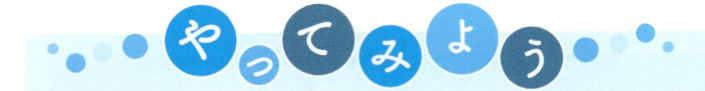

使用する道具

- ・鉛筆（H、B、2B の鉛筆）
- ・消しゴム
- ・練り消しゴム
- ・ガーゼ（ティッシュペーパーでも可）

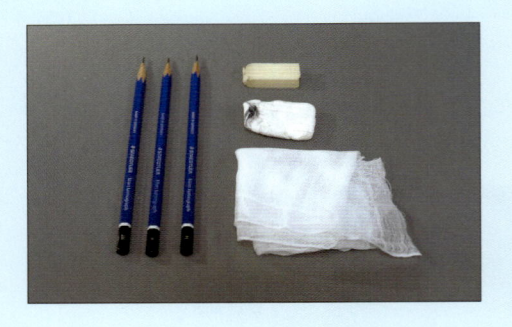

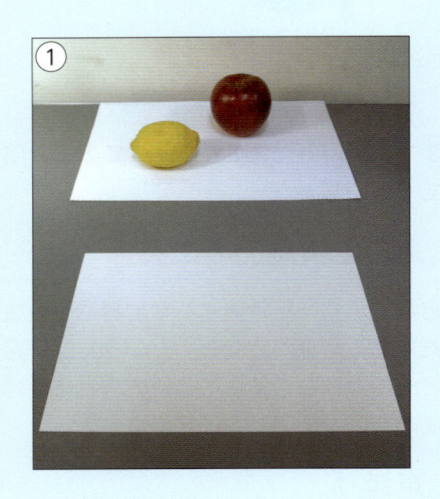

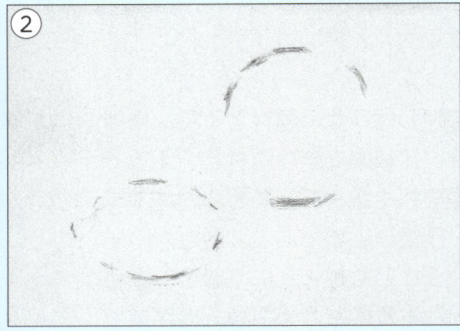

①描く題材を決め、配置します。今回はリンゴとレモンを描いてみます。

   ☞ 写真のように題材と画用紙の中心軸を揃えましょう。軸を揃えることで題材と画面が見比べやすくなります。

②まず、リンゴとレモンを描く位置を決め、だいたいの大きさを捉えます。

   ☞ 実物大に描きましょう。

   ☞ 最初は曲線を使わずに、短い直線で印を付けるような感じで描き始めます。鉛筆は写真のように寝かせた状態で持ち、鉛筆の腹を使ってやや太めの線を引きます。

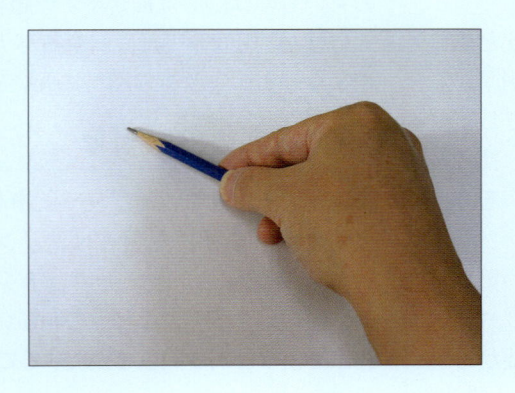

88002-788 JCOPY

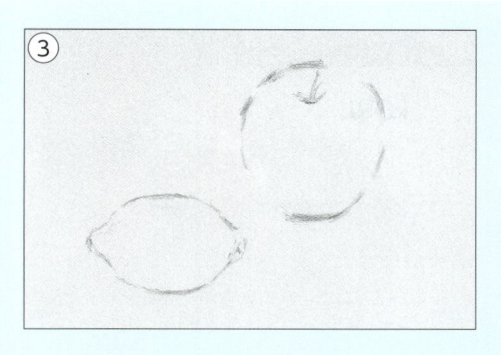

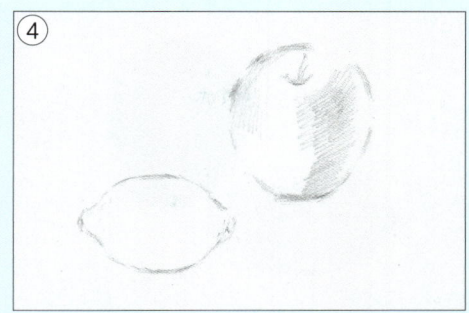

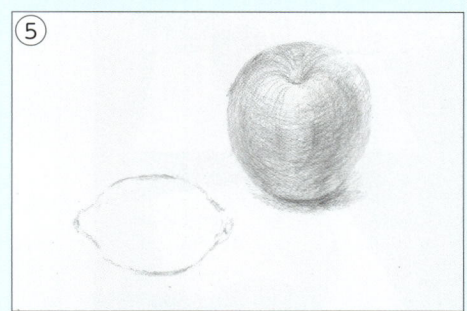

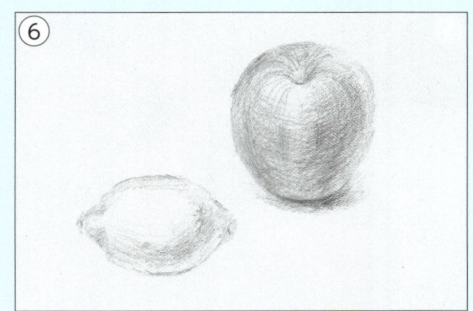

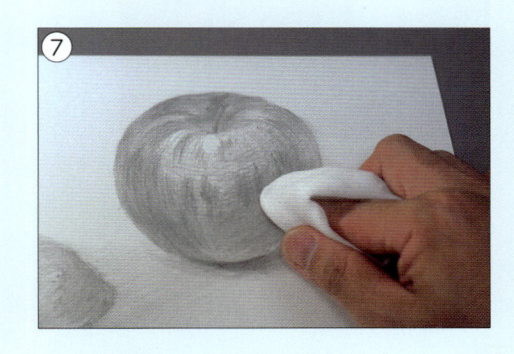

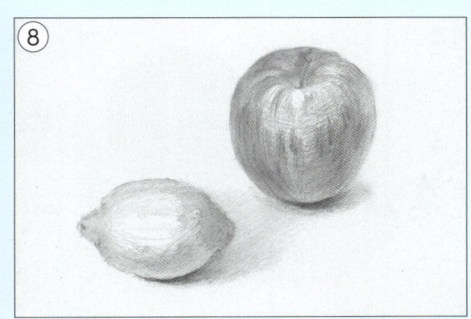

③大きさが決まったら、形を決めていきます。

　　☞ここでも短い直線で描きます。曲線は使いません。

④リンゴの色をのせ始めます。

　　☞レモン（黄）よりリンゴ（赤）のほうが黒いので、まずはリンゴから色をのせ
　　　ます。

⑤ある程度、リンゴに色をのせ続けます。

⑥リンゴの雰囲気が出てきたら、レモンの陰影を捉えます。

　　☞これ以降は 2 つの題材をバランスよく仕上げていきます。

⑦陰影や反射の部分をガーゼでこすります。

　　☞ガーゼでこするのは陰影や反射の部分だけです。明るい部分をこすると色が汚
　　　くなります。また、ガーゼの代わりにティッシュペーパーを使用することも可
　　　能です。

⑧常に 2 つの題材は同時に描き進めます。

　　☞ハイライトの明るい部分は残しながら進めています。

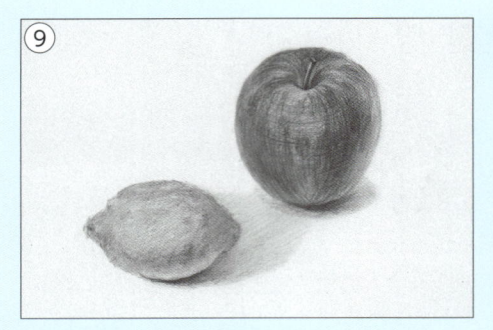

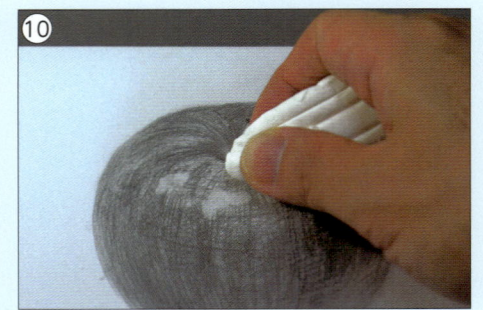

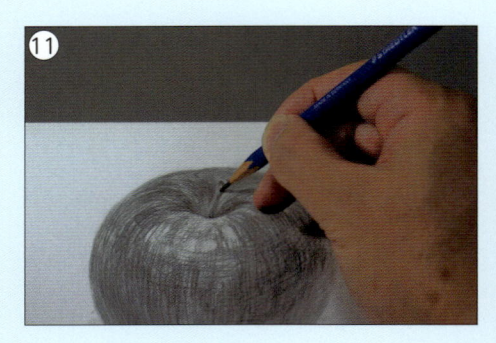

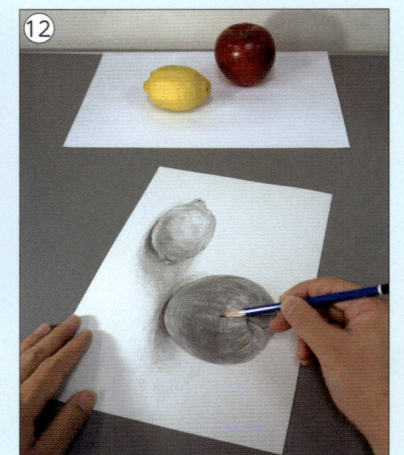

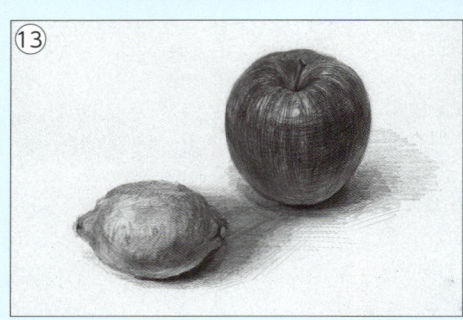

⑨しばらく進んできたら、このように一旦、ハイライトの明るい部分をなくします。

⑩練り消しゴムでハイライト（光のあたるもっとも明るい部分）を作ります。

⑪リンゴの芯など細かい部分は文字を書くときのように鉛筆を握って、細かく描き込みます。

⑫手の動きに合わせて紙の向きを変えて描きます。

⑬立体感と固有色を意識しながら描き進めて完成です。

    ☞ 机に落ちる影を描くことで、立体感や奥行きが増し、対象の存在感が増します。

88002-788 JCOPY

Point!

作例のリンゴとレモンのように題材が2つある場合は、1つを手前に、もう1つを奥に置いて前後関係を作ると、奥行き表現の手がかりとなるでしょう。題材がない場合は、鉛筆を持っていないほうの手を見ながら題材として描くこともできます。

参加者の言葉より

デッサンがしたい

　患者さんから時折、「デッサンがしたいです。教えてください」と声を掛けられることがあります。若年発症によって勉強や進学の機会を逸した患者さんの言葉には、絵の勉強を通して学習の機会を取り戻そうという意志が感じられます。絵を学ぶことが楽しみとなり、希望をわかせ、病気や治療に向き合う前向きな気持ちを後押しするという効用もあるでしょう。デッサンの勉強を通したこのような活動は年齢を問わず、生涯学習的な取り組みにもなり得ます。

② 版画（一版多色版画）

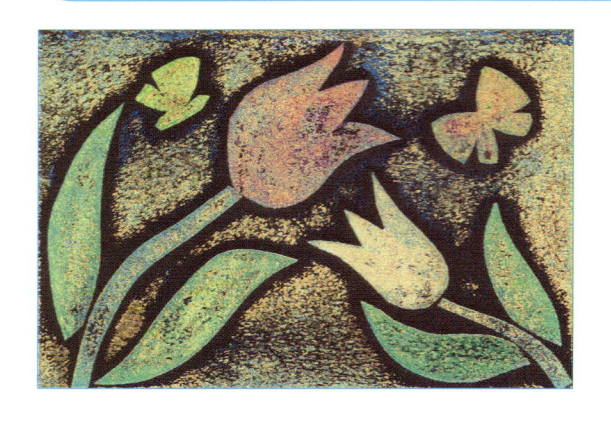
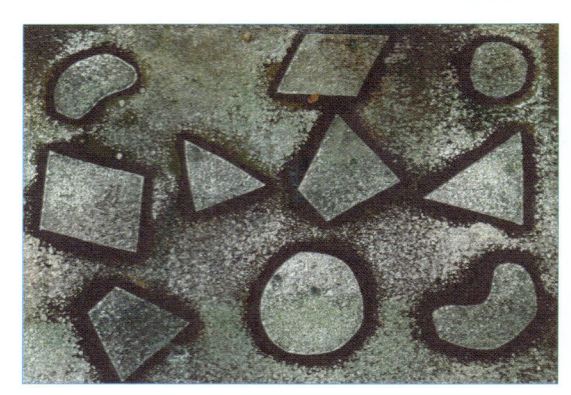

版画は使用する道具も多く、やや専門的な技法になります。しかし、小学校や中学校で木版画や紙版画を経験した方がほとんどだと思いますので、誰もが知る馴染みの技法ともいえます。木版画の制作には彫刻刀を必要とするため、施設の状況や参加者の病状によっては使用することが難しい場合もありますので、ここではハサミで制作可能な紙版画をご紹介します。紙版画とは、画用紙から切り取った形をのりで貼り重ねたりつないだりして表したい形を作り、絵具をのせて、紙に刷り取る版画です。紙の上に直接描く絵画と違い、版を作って紙に写すため、最後まで仕上がりの状態がわかりません。そのような偶然性を生かすところも版画の面白いところです。

参考図書

□大田耕士 編：やさしい版画. ほるぷ出版, 東京, 1984

適応と実施上の工夫

集中力が続かない場合や時間がかかるときは、①下書き、②下書きを切る、③切った形を台紙に貼る、④刷るという段階別に区切って別の日に実施しやすいのも、この技法の特徴です。

声掛け

「図案が思い付かない」という参加者に対して

は、「形は丸と三角と四角だけでもいいですよ」「とりあえず試作品第一号を作ってみましょう」と声を掛け、緊張感を和らげながら実施するとよいでしょう。形は丸・三角・四角だけでも版画という味付けにより、個性豊かなオリジナルの作品が仕上がります。

アートテクニックのポイント

紙版は耐久性がありませんので、重ねる色は多くて3色となります。試作品では1色目を青や赤などの明度の低い色、2色目で水色やピンク、金色などの明度の高い色を試してみてください。また、バレンで摺る際に、短時間で済ませることがコツです（葉書サイズであれば5〜10秒程度）。時間がかかると版と作品が絵具で貼り付いてしまいますので注意が必要です。

難易度の段階づけ

版の大きさによって、難易度の段階付けを行うことができます。作例は葉書サイズで制作していますが、版の面積を大きくすることで版を作る工程で構成が複雑になります。また、刷る工程においてもローラーでの色のせや、バレンで摺る作業を素早くする必要があり、難易度が増します。

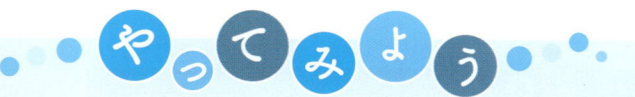

使用する道具

- ローラー
- バレン
- トレーもしくは紙パレット
- 筆
- 絵具など

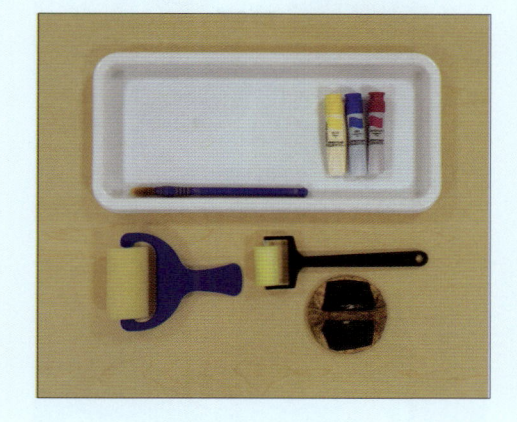

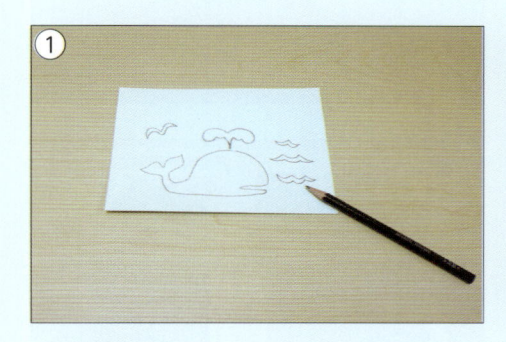

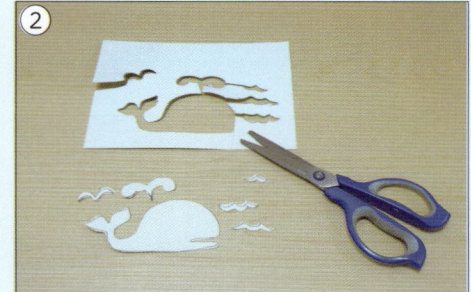

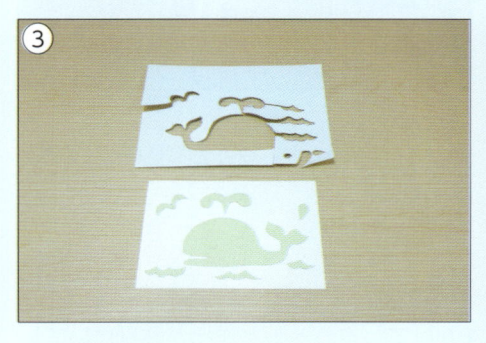

①下書きをします。

②下書きをハサミで切ります。

③切った形を別の紙に貼り付けます（写真では、わかりやすいように違う色の紙を貼っています）。

④黒画用紙を版に付けます（裏にマスキングテープで蝶番の要領で固定しています）。
　　👉 写真のように黒画用紙は版より少し大きめにしておきます。

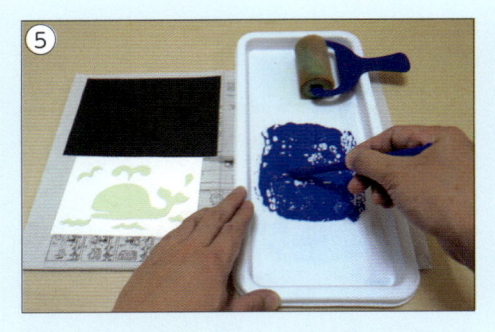
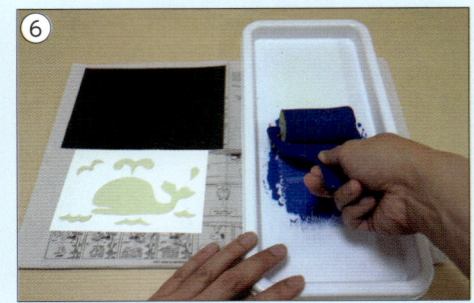

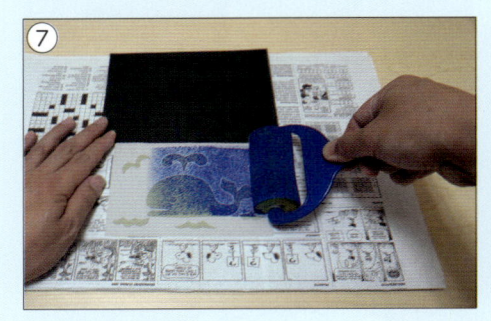
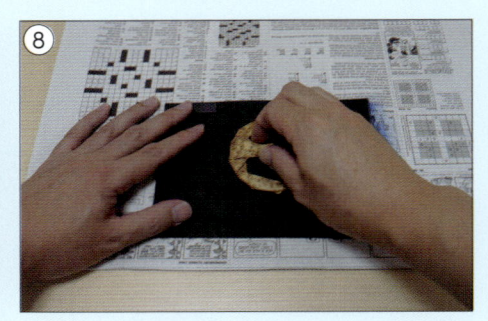

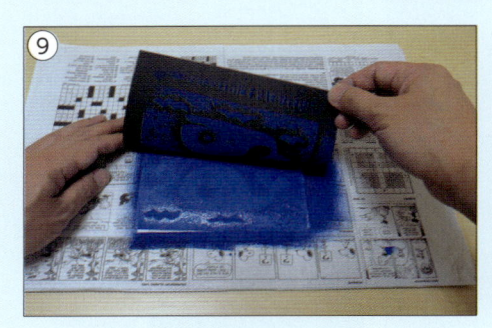
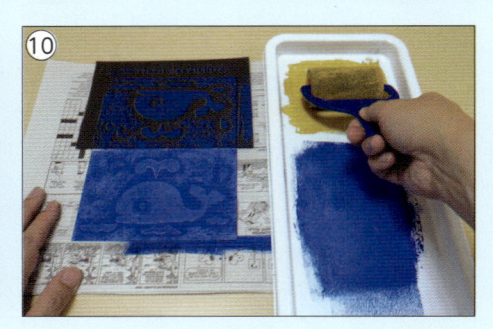

⑤絵具に筆で水を少し足して伸ばします。

⑥ローラーを転がして絵具を付けます。

⑦版にローラーで1色目をのせます。

⑧十分に色がのったら、黒画用紙を重ねてバレンで摺ります。
　☞ このとき、すばやく摺ります。時間をかけてしまうと版と作品が貼り付いてしまいます。

⑨黒画用紙をめくります。

⑩1色目に重ねる2色目を準備します。

88002-788

JCOPY

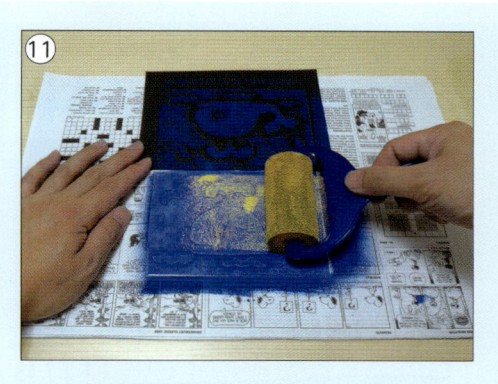
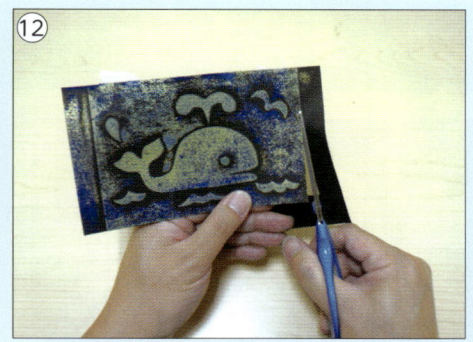

⑪版に 2 色目を重ね、バレンで摺ります。

　　☞ 黒画用紙にローラーで色を重ねないように気を付けてください。

⑫2 色目が終わって絵具が乾いたら、黒画用紙を版から取り外して余分な部分を切り
　取って完成です。

　　☞ 額に入れて飾ると、より作品が引き立ちます。

参加者の言葉より

やってみようかな

　長期入院を余儀なくされた 50 代の男性患者さん
は車好きで、いつも雑誌や新聞から車の写真をみ
つけては切り取り、自分の専用ノートに貼り付け
て「車のノート」を作ることが日課でした。作業療
法やレクリエーションへの勧めには乗らず、活動
の幅や対話の広がりに乏しい状態が続いていまし
た。そこで、「車の版画を作りませんか？」と誘っ
てみると、「やってみようかな。どうやるんです
か？」と興味を示してくれました。これ以降、車を
題材とした版画作りがはじまりました。これまで
に作りためた「車のノート」は、版画を作る際の資
料として役立ちました。患者さんが好きなものを
題材とした創作活動によって活動の幅が広がった
ことが成功体験となり、ほかの創作活動へも目を
向けることにつながりました。

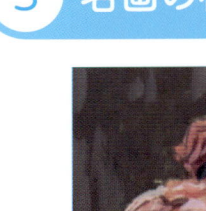 名画の模写

難易度
★★★★★

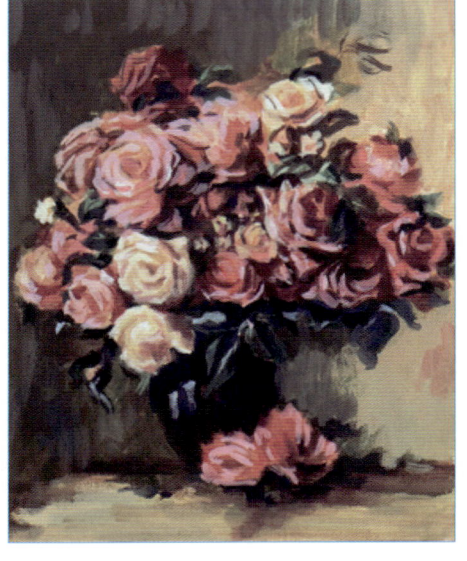

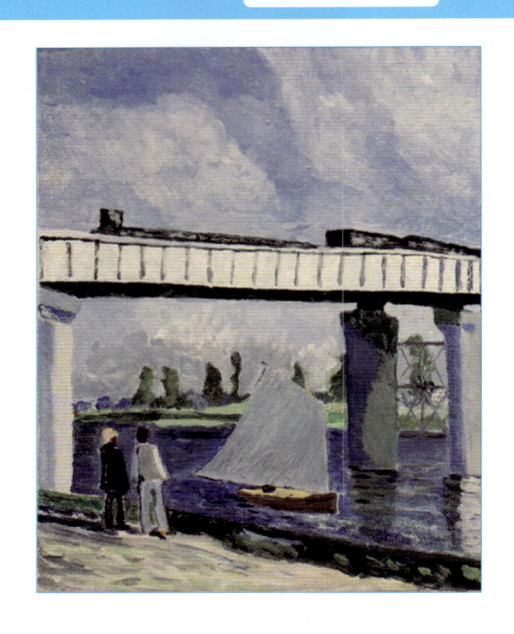

　模写とは、画家の描いた作品を忠実に再現することです。これは技術的な習得のみならず、画家のねらいや想いまでをも模写を通して追体験しようというものです。古くから画家の勉強方法として存在し、名立たる巨匠も過去の名画の模写をしています。特にゴッホによる浮世絵の模写は広く知られているところです。模写を通してキャンバスに絵具で描くということに慣れた後に、自由なテーマで自己表現の世界へと発展することもあるでしょう。

● 適応と実施上の工夫

　絵を描くことに対する苦手意識をもつ方や、自己表現に抵抗がある場合に向いています。名画をトレース（なぞって写す）し、画用紙やキャンバスに輪郭線を転写するところからはじめます。

● 声掛け

　色鉛筆による塗り絵にも、名画を題材としたものはありますが、本技法は輪郭線を自分で転写し、絵具を使うところに違いがあります。「名画の塗り絵をしませんか？」と声を掛けてもよいでしょう。方法については、輪郭線は写すことができることと、絵具のほうが色鉛筆よりも原画に近い色が出しやすいことを伝えます。

● アートテクニックのポイント

　元となる図版は、あまり細かすぎない、なるべく描きやすいものを準備します。原画の実寸が大きすぎると、3号（27.3×22.0 cm）や6号（41.0×31.8 cm）のキャンバスに再現する際に細かくなりすぎて難しいため、原画の実寸はなるべく50号（116.7×91.0 cm）以内のものを選ぶと描きやすいでしょう。キャンバスは必ずアクリル用、または油彩・アクリル兼用のものを選びます。

● 難易度の段階づけ

　シャガール、マチス、ゴッホ、モネ、セザンヌなどは模写をしやすいですが、写実傾向の絵、特に人物画は難易度が高くなります。

88002-788

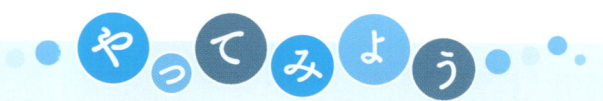

使用する道具

- ・写したい絵画の画集や写真
- ・キャンバス 3 号または 6 号
  （アクリル絵具用）
- ・トレーシングペーパー
- ・アクリル絵具
- ・筆
- ・紙パレット
- ・水入れなど

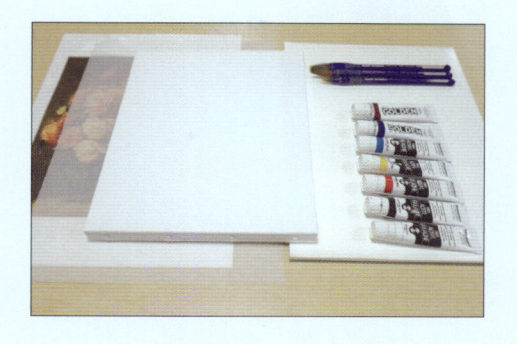

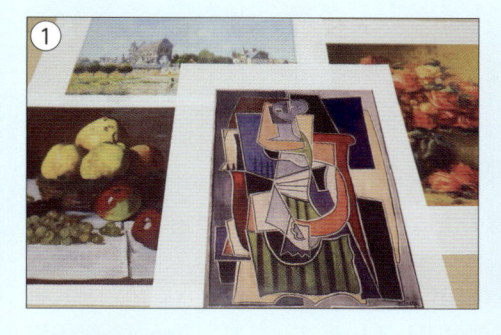

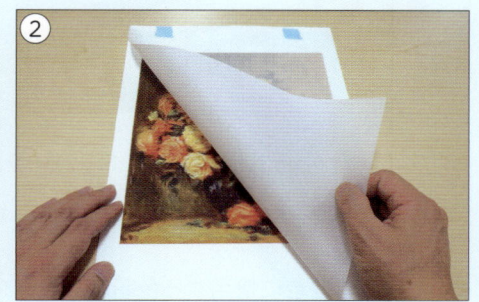

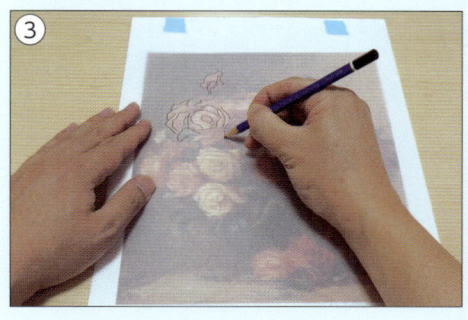

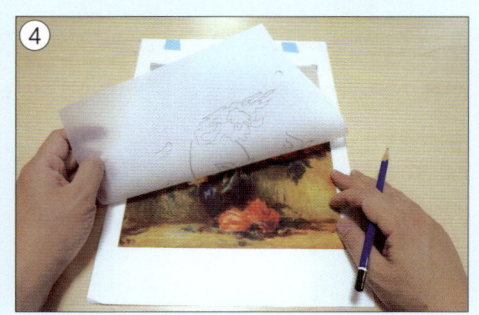

①模写の対象を準備し、描きたいものを選びます。

②選んだ絵の上にトレーシングペーパーを重ね、ずれないようにマスキングテープで固定します。

③トレーシングペーパーの上から鉛筆で絵の輪郭をなぞります。

④トレーシングペーパー越しに見えにくい部分は、元となる絵を確認しながら進めます。

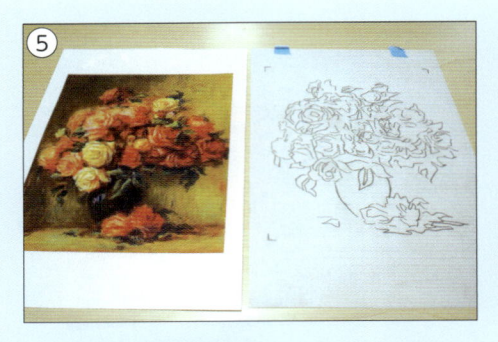
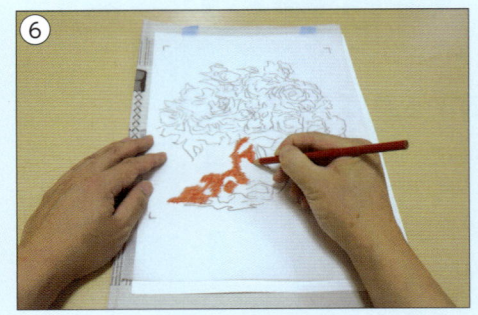
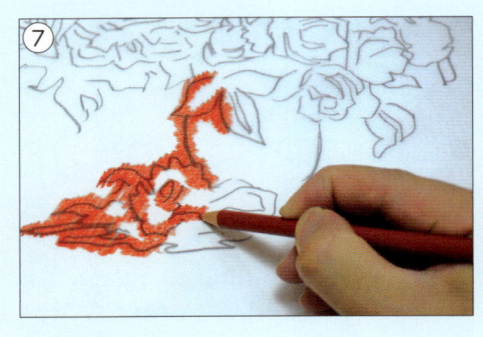
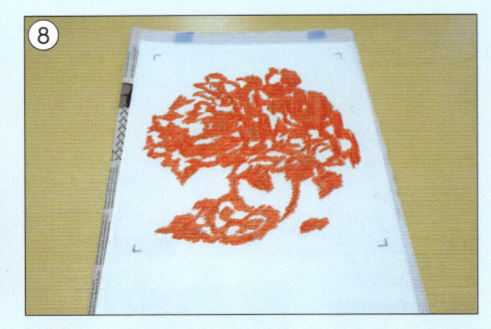

⑤写し終わったらトレーシングペーパーを取り外します。

⑥トレーシングペーパーを必ず裏返して、線の上に赤色鉛筆（普通の黒鉛筆でも可）を塗ります。

　　☞ このときに使用する色鉛筆は油性を使用してください。水性（水彩色鉛筆）を使うと、後で絵具を使った際に水で溶けてしまいます。なお、カーボン紙の使用により、この工程を省くことができます。

⑦線の上にのみ塗ります。それ以外の部分に塗る必要はありません。

⑧赤色鉛筆で塗り終わった状態。

88002-788 JCOPY

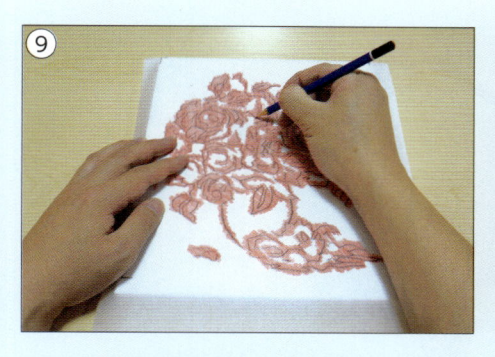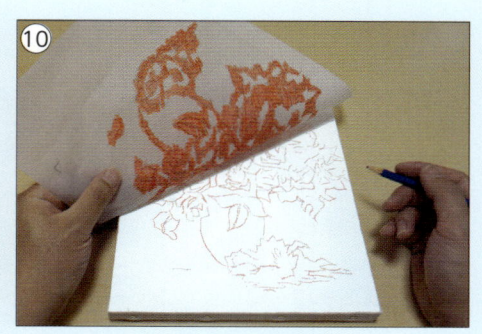

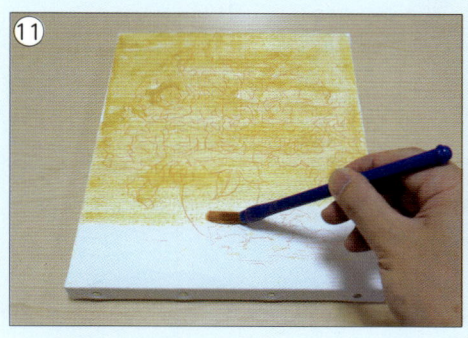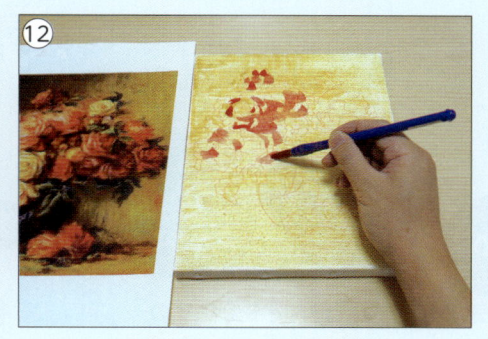

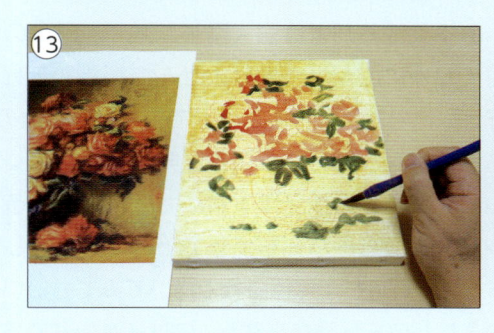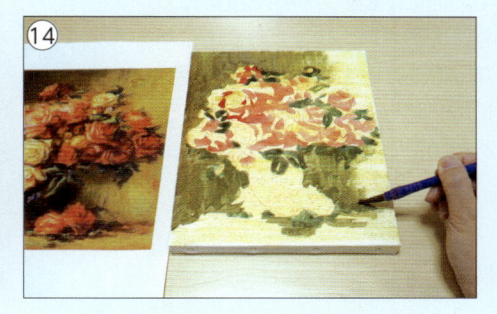

⑨塗り終わったらトレーシングペーパーを表向きに戻し、キャンバスに重ねてマスキングテープで固定します。そして、最初になぞった線の上を再びなぞり、キャンバスに転写します。

　　☞ どこをなぞったかわかりやすくするためには、①の工程と違う色の鉛筆やボールペンを使うとよいでしょう。

⑩トレーシングペーパーをめくって、写り具合を確認しながら進めます。

⑪写し終わったら、トレーシングペーパーを外して、色塗りをはじめます。最初は全体に薄く溶いた黄土色（もしくは青）を地塗りします。

⑫次に花の暗い部分に色を入れます。

⑬葉を描きます。

⑭1ヵ所に集中しすぎないよう、全体に少しずつ手を入れます。

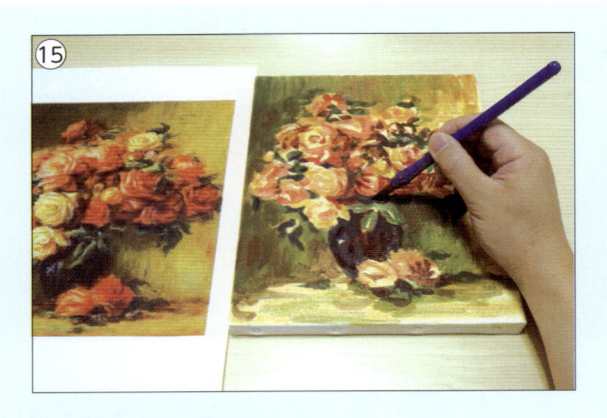

⑮日を置いて塗り重ね、完成します。

Point!

完成までに数十時間を要しますので、週に1回、2時間程度の取り組みであれば、仕上がりまでに半年かかることもあります。計画的に取り組む必要があることを、予め参加者に説明しておきましょう。

参加者の言葉より

自分で描いてみてもいいですか？

ある女性参加者は対人緊張が強く、活動の幅や対人関係に広がりがありませんでした。それでも好きな塗り絵は続けることができていましたので、名画の模写を勧めたところ、興味を示してくれました。最初の数作品は本書にも解説したようにトレーシングペーパーを使って下書きを転写していましたが、間もなく「自分で描いてみてもいいですか？」と自ら転写を卒業し、フリーハンドで描くようになりました。ほかの参加者やスタッフの褒め言葉に勇気付けられ、自ら作業工程に関する質問をスタッフに話しかけることができるようになるなど、技法の介在によって対人交流が促進されました。後に「これがあったお蔭で人と少し話せるようになりました。よかったです」と今の気持ちを教えてくれました。

88002-788 JCOPY

コラム 5　首藤定の美術品蒐集

　蒐集した美術品で人々を助けた首藤 定（しゅとうさだむ）という人物のお話です。1890 年、大分県臼杵市（うすき）に生まれた首藤は小学校時代からよく勉強する善良な生徒だったそうです。21 歳のとき、同郷の外交官を頼って中国に渡りました。書生から始まり、実業家として成功した首藤は、その実力と誠実な人柄が認められ、48 歳で大連商工会議所の会頭などに選ばれ、満州財界の大立者として名声を欲しいままにしました[3]。しかし、首藤の心は事業の成功だけでは満たされませんでした。首藤の心を潤し、満たしたものは、書画、骨董などの美術品だったといいます。書生を務めた外交官の影響で美術品蒐集をはじめた首藤は「書画や陶器、銅器等の美術品を鑑賞することや、美術品を通じて歴史と時代文化を知ることに興味を持ち得るように仕込まれたことは、私の生涯に如何に幸福を与えられたことか」[4]と回顧しています。また、書画骨董を蒐集するに至った思いと、その味わいについて次のようにも語っています。

　「私は三十六年という永い満州生活中、殺風景な生活環境に温かさを求めるため、書画骨董を愛するようになった。（中略）後味の良い道楽というものは、そう沢山にあるものではない。独り書画骨董の趣味は、自ら書画道三昧に入るも可、又骨董を鑑賞秘蔵するも可、まことに愉しいばかりでなく、他人を煩わす要もなく、自分一人で目を楽しませ、頭を慰めてくれるのみならず、その後味ときたら何ともいえたものではない（原文ママ）」[4]

　終戦時にはその数 2 千点にものぼったという事実からも、首藤がいかに美術品蒐集を心の糧としていたかがうかがえます。大連に美術館を建てて、この美術品を展示・公開するつもりでしたが、日本の敗戦によってその夢は粉砕されました。敗戦の民となった中国在留の日本人は、食糧がなく苦しんでいました。このままでは多数の餓死者が出るとみた首藤は、美術品を提供する代わりになるべく多くの食糧と医薬品を分けて欲しいとソ連軍に申し出ました。こうして首藤が心血注いで集めた美術品は 1946 年に食糧と引き換えにモスクワに送られました[3,4]。その内容は雪舟、福田平八郎、横山大観の日本画など計 561 点でした。1947 年に首藤は家族とともに大分へ戻り、県内引揚者の援護に尽くし、大分県の経済界で活躍の後、1959 年に 68 歳の生涯を閉じました。同年、大分県から美術品の返還運動が起こり、1975 年に福田の作品 42 点が日本に寄贈という形で京都国立近代美術館に収蔵されました[4]。

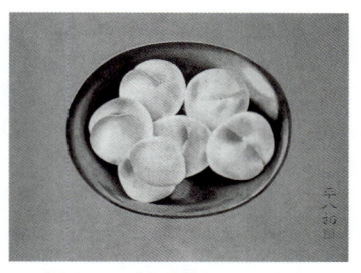

福田平八郎「桃」1958 年
（大分県立芸術会館編：首藤コレクション展；ロシア国立東洋美術館所蔵；大分県立芸術会館開館三十周年記念；2007 より引用）

　首藤が事業の成功を収めながらも心は満たされず、美術品を鑑賞することで頭（心）を慰めていたというのは、絵画療法にも通じるものがあります。時間とお金をかけて蒐集した美術品を日本人のために手放すことができたのは、首藤が美術品を投資としてや、単なる物欲で集めていなかったことの証といえるかもしれません。

　福田が病床の首藤を見舞った際に贈った『桃』という作品が首藤の故郷である大分県立美術館に収蔵されています。首藤が人生の最後に手にしたであろう、この作品の向こうに美術品をこよなく愛した首藤の人生がみえるようです。

📖 Reference

1) 徳田良仁：絵画療法. 徳田良仁, 式場　聰　編：精神医療における芸術療法. 牧野出版, 東京, 1982
2) 市橋秀夫：他技法との比較. 中井久夫, 山中康裕　編：H・NAKAI 風景構成法. 岩崎学術出版社, 東京, 1984
3) 狭間　久：おおいたの偉人たち；首藤定. 大分合同新聞, 大分, 2015 年 2 月 21 日夕刊
4) 吉田　稔　編：在満三十六年の夢；首藤定, 大分, 2002

第6章

実際の方法Ⅲ
─絵画鑑賞の技法（特別編）─

Overview

　絵を描くことに苦手意識をもつ場合、絵画療法への参加に至らないこともあるでしょう。「手が震えて描けない」「老眼で手元が見えない」などの理由を述べる方もいます。そのような場合には、絵を鑑賞することが絵画療法への入り口となるかもしれません。「絵を描くのは苦手だけど見るのは好き」「見るだけならいいよ」という方は意外と多いものです。「対話による絵画鑑賞」では、複数名で名画を鑑賞しながら感じたことを言葉にします。感じ方に正解はありません。他者の意見を踏まえて自分の意見を言うことや、他者の意見に共感することを通して、他者との関係性が育まれます。

　筆者の行う「対話による絵画鑑賞」では、明るく楽しい絵だけでなく、病気や貧困による絶望や苦悩などの不条理が描かれた絵を鑑賞することもあります。それには、これまでの人生を振り返り、今後に向けて捉え直すという意味を含んでいます。絵を通して自分に起こった不条理を再認識し、他者や自己との対話のなかで、自分の存在意義を自らに問いかけることで新たな価値を見出し、自己の存在意義と生きる希望がわいてくるのです。

 ## 対話による絵画鑑賞に使える作品リスト

A	クリスティーナの世界 （ワイエス：1948年）	1人の女性が髪を振り乱して丘の斜面を這っている場面が描かれています。ワイエスが出会った足の不自由な女性をモデルとした作品です。
	納涼図屏風 （久隅守景：17世紀）	ひょうたんの棚の下で夕涼みをする庶民の親子を描いた水墨画です。不条理を味わった画家の描くこの絵は、画家自身の家族を投影したものかもしれません。
B	舟遊びの昼食 （ルノワール：1881年）	パリ郊外の川辺にあるレストランに集まった若い男女の楽しい会話が聞こえてきそうな作品です。服装や帽子から、描かれた人物の背景もみえてきます。
	グランド・ジャット島の日曜日の午後 （スーラ：1884-1886年）	セーヌ河の中州で休日を過ごす、あらゆる階級のパリ市民を描いたスーラの代表作です。登場人物の1人1人に興味がわいてきます。
C	牛乳を注ぐ女 （フェルメール：1658年ごろ）	女性が1人、テーブルの上に置いた陶器の器に牛乳を注いでいます。この女性は誰なのか、何のために牛乳を注いでいるのか、興味は尽きません。
	道 （東山魁夷：1950年）	まっすぐに伸びた1本の道が描かれた魁夷の名作です。道以外には何も描かれていません。画家と鑑賞者に通じる道であり、過去から未来へ続く希望の道です。

A：不条理を含む作品（同質の原理）
B：描かれた要素が多く、対話の弾む明るく楽しい作品（異質への転導または初回向け）
C：AとBの中間または両方を含む作品

① 対話による絵画鑑賞

難易度
★★☆☆☆

筆者は「対話による絵画鑑賞」で2作品を選んでいます。その際にアメリカの精神科医アルトシューラーが音楽療法に用いた「同質の原理」と「水準戦法」[1] を参考に、1作品目は参加者と同質の絵画を使用し、2作品目に異質への転導（気分や考えを異質の方向へ導くこと）を促す作品を使用することがあります。具体的には、1作品目は、病を患う（または近親者の喪失など）という不条理を味わっている参加者と同質の作品（たとえばピカソが抑うつ気分や苦悩を描いた「青の時代」の作品）を使用することです。そして、2作品目に異質への転導が期待できる作品（たとえばモネやルノワールなどの自然美や生命力溢れる作品）を用います。「対話による絵画鑑賞」に慣れていない参加者が多いときは、人物画を中心に、要素が多く伝わりやすい作品からはじめてもよいでしょう。

障害に焦点をあてた作品を鑑賞したある参加者が、「障害に負けず、たくましく生き抜いた姿に感銘を受けました。これまで何かと病気のせいにしていましたが、病気から逃げずに向き合いたいと思いました」と感想を残しました。この参加者はこれまで、自身の障害を受け入れきれず、自暴自棄になることもありましたが、自身と絵の主人公の障害を重ね合わせながら鑑賞することで、自らの障害を受け入れ、病と向き合うという自分の人生の選択をすることができたのです。このように、参加者と同質の絵画を用いた鑑賞では、鑑賞者自身が体験する不条理と、絵に描かれた不条理を照らし合わせ、自己の存在意義を問い直す機会を与えることもあるのです（絵画鑑賞の注意点については28ページの精神医療における絵画鑑賞の注意点を参考にしてください）。

● 適応と実施上の工夫

絵画に親和性のある方はもちろんのこと、「特に興味はない」という方でも参加を機に絵画鑑賞に興味をもつこともありますので、好みにかかわらず参加してもらいましょう。対象集団の年齢や興味に合った絵（たとえば、幼児には動物が描かれた絵、高齢者には日本の風景など）を選択すると、対話も弾みます。

● 声掛け

「絵を見ながら皆で意見を交換しましょう」との誘いに乗らない場合、意見は好きか嫌いかでもよいし、見るだけでも構わないことを伝えましょう。絵に興味はないという方には、「試しに一回だけ参加してみませんか」と、ひと押ししてもよいでしょう。

● アートテクニックのポイント

鑑賞する2作品のうち1作品によく知られた作品や有名画家の作品を使うことで、「あ、知ってる」「見たことある」と、参加者から早々に反応がみられ、対話の出発点となります。そして、そのような知っているはずの絵のことを、対話を通して何も知らなかったことに気付くとき、物事を多面的に捉えることの大切さを理解するでしょう。

● 難易度の段階づけ

登場人物や要素の多い作品を用いると、参加者も意見が出しやすくなります。静物画より風景画、風景画より人物画において対話が進む傾向がありますので、最初は人物画を鑑賞してみましょう。

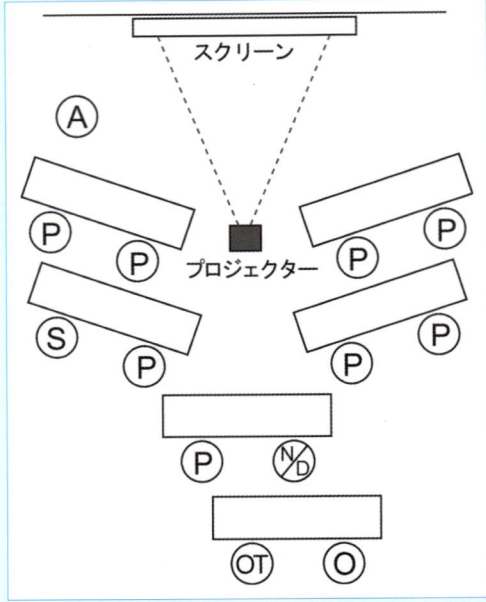

対話による鑑賞時の配置例
（A：芸術療法士（実施者）、P：患者さん、S：医学生・看護学生、N/D：看護師/医師、OT：作業療法士、O：見学の患者さん）

やってみよう

プロジェクターを用いてスクリーンに絵画作品を投影し、それに向かって10名前後が座るスタイルで実施します。15分から20分で1作品を取り上げ、1回の実施で2作品を鑑賞します。20分と聞くと長く感じるかもしれませんが、活発に対話がなされるときは20分でも足りないほどです。開始前に、「これからお見せする絵について、知っていることではなく、思ったことや感じたこと、気付いたことを言ってください」と、方法を説明します。次に1作品目を提示し、「まず、この絵をよく見てください」と作品に注目した後、「この絵のなかに何が描かれていますか？」などの質問から始めましょう[2]。

また、対話を始める前に、呈示した絵について気付いたことや感想などを、紙に箇条書きで書き出してもらうのもよいでしょう。一度書き出すことで、発言しやすくなる傾向にあります。発言は自主的に行うものとしますが、セラピストは対面で参加者の表情が見えますので、発言を遠慮しているような患者さんには、「○○さん、どうですか？」など、軽く聞いてみるのもよいでしょう。

筆者の場合、2枚の絵の鑑賞後には、その絵画や画家についての説明を、パワーポイントを用いて10分程行うようにしています。対話による鑑賞をした後では、その絵画についての解説に、より興味をもつことができます。

対話例

フェルメールの「牛乳を注ぐ女」は筆者が度々取り上げる作品です。統合失調症の患者さんを中心とした集団による対話例をみてみましょう。「この絵に何が描かれていますか？ 何でもよいので挙げてみてください」という筆者の問いに対して、以下のように対話が続きます。

Aさん 「女の人が水か何かを、注いでいます」
筆　者 「なるほど。女の人が水か何かを注いでいるという意見ですね」
Bさん 「牛乳じゃない？」
筆　者 「牛乳じゃないかという意見も出ましたが、皆さんどうですか？」
Cさん 「生クリームを使ってお菓子を作っていると思います」
筆　者 「お菓子ですか。どうしてそう思ったのですか？」
Cさん 「なんとなく。お母さんが家族のために作っているような気がします」
筆　者 「この女性がお母さんで、家族のためにお菓子を作っているということですね？」
Cさん 「そうです」
Dさん 「この女の人はこの家に雇われている人で、仕事としてやっているから、こんな表情なのだと思います」
筆　者 「こんな表情とはどんな表情ですか？」
Dさん 「家族のためだったら、もっと楽しそうな顔をすると思うのです」

　この対話例では、人物の属性や表情にまで観察が及びました。「牛乳を注ぐ女」は、お手伝いさんを描いた絵だといわれていますが、Dさんは主人公の表情から、そのことを読み取りました。また、「着ている服の生地が厚いから季節は冬だろう」「手が日焼けしているからお手伝いさんじゃないかな」など、細部にまで観察が及ぶことも珍しくありません。この対話において、筆者（実施者）は患者さん同士の発言をつなげ、整理し、問い直し、次の発言を促すような役割を果たしています。

Point!

　参加者が言及している箇所を実施者が指さす（筆者はレーザーポインター使用）ことで、実施者の理解が間違っていないかどうかを確認し、ほかの参加者とも認識を共有します。また、参加者の発言を言い換えることで、その発言をきちんと理解したということを発言者に伝えることができ、自分が尊重されているという自己肯定感を築くことができます。さらに、発言同士をリンクすることで、個々の意見がどのように影響しあっているのかを示します[3]。

参加者の言葉より

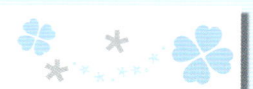

話さなくていいなら参加します

　絵画鑑賞に参加した患者さんが、「鑑賞会で見た作品がテレビCMに出てきましたよ」「今度の鑑賞会はいつですか？　楽しみに待っています」「外泊のときに美術館に行ってきました」などと話しかけてくれることがあります。それまで、特別な出来事であったはずの絵画鑑賞が、日常のひとコマとなるほど馴染む方もいるようです。また、対人緊張の強い患者さんが、「話さなくていいなら参加します」「当てないで（指名しないで）」と言いながら参加された場合でも、鑑賞中に自ら発言をされることも、しばしばあります。実施者はファシリテーターとして中立の立場に立ち、すべての参加者の発言を否定せずに受け入れ、言葉を確認しながら進行します。意見が受け入れられているという安心感が参加者の緊張を和らげ、対話に導かれる形で発言に参加できるようになるのかもしれません。

📘 Reference

1) 村井靖児：音楽療法の基礎. 音楽之友社, 東京, 1995
2) 上野行一：五感をひらく10のレッスン 大人が愉しむアート鑑賞. 美術出版社, 東京, 2014
3) フィリップ・ヤノウィン 著, 京都造形芸術大学アート・コミュニケーション研究センター 訳：学力をのばす美術鑑賞 ヴィジュアル・シンキング・ストラテジーズ；どこからそう思う？ 淡交社, 京都, 2015

Q & A

Q　絵画療法と芸術療法は同じ意味でしょうか？

　絵画療法は絵画のみを表現手段としますが、芸術療法は、絵画、陶芸、音楽、心理劇、舞踏（ダンス）、詩歌など、さまざまな表現手段を用いたセラピーの総称です。日本では主に精神科病院で統合失調症の患者さんを対象としてはじまりましたが、現在では、児童から高齢者までの多様な疾患を対象に、認知症施設や矯正施設、リハビリテーション施設、ターミナルケアや一般医療の場でも幅広く行われるようになりました[1]。

Q　絵画療法の誘いに乗らないときはどうしたらよいでしょうか？

　実施者の促しに参加予定者が反応しないとき、絵を描かない（描きたくない）のではなく、その時点において描けない状態にあるだけかもしれません。1年後、2年後にふとした瞬間に1枚の絵を描いたことを機に、さまざまな創作活動に参加が可能となったケースもあります。気長に、そして継続的にかかわり続けることが肝要です。

　また、絵を描くことの拒否は防衛機制が働いている可能性もありますので無理強いしてはいけませんが、対象者が少しでも絵やもの作りに興味をもつようになったら、いつでも参加できる環境を保つことが大切です。ほかの参加者が楽しそうに創作活動をしている様子や、展示されている作品に興味を示すようになったら、その気持ちや行動の変化を見逃さないことです。

Q　色鉛筆や絵具は何色を揃えたらよいでしょうか？

　色鉛筆のセットは主に12・24・36・48・60色などの単位で販売されています。絵画療法において何色揃えなければならないという決まりはありませんが、筆者は24・36・48色を準備し、基本的には参加者が自由に選べるようにしています。しかし、色数の多いことが創作意欲につながる方から、色数の多さに尻込みしてしまう方まで、色数に対する反応はさまざまです。病状や絵の内容、絵画活動への親和性などを考慮したうえで提供する色数を決めましょう。

　絵具のセットは主に12・18・24色などの単位で販売されています。絵具は色鉛筆よりも混色がしやすいため、色鉛筆ほどの色数を準備しなくても大丈夫でしょう。筆者は12色と24色の絵具を準備しています。本書36ページに示した通り、三原色があれば、多くの色を作り出すことも可能です。

Q　作品の見本は示したほうがよいでしょうか？

　筆者が集団絵画療法を実施する際は、参加者に対して見本の作品を提示したうえで、手順の説明を行っています。見本の呈示は、取り組む内容を明快にすることで、安心して取り組めることを目的としています。また、その際は参加者に興味をもってもらえるように、各技法の特徴がよく表れた作品の選択を心掛けています。実際に提示する作品は筆者のほか、これまで絵画療法に参加したコ・メディカルや研修医、医学生・看護学生が作ったものです。

　見本を呈示することについては、その通りに作ることに終始してしまうのではないか、という異論もあろうかと思います。しかし、あくまでも見本は技法を理解するためのものであって、参加者のイメージはそれぞれに展開し、個性が発揮されるため、見本によって誘導されることは少ないでしょう。たとえ誘導されようとも、その影響は入口のみで、いざ制作に入ると見本を乗り越えて否応なしに出てくるのが個性であり表現です。

　しかし、このような見本の呈示は集団を対象とした絵画療法に限ったことで、個人絵画療法においては、内面の表出が中心となりますし、道具も技法も複雑なものではありませんので、見本は不要です。

Q　絵画療法と美術教育の違いは何ですか？

　学校教育課程における美術教育は、美術に関する知識や技術の習得という「学習指導」と並んで、授業を通して行う「生徒指導」という重要な役割をもっています。ここでいう生徒指導とは、「現在及び将来における自己実現を図っていくための自己指導能力の育成を目指す」ものです[2]。この自己指導能力の育成は、学習指導と並行して行われます。つまり、美術教師は美術教育を通して自己指導能力の育成を行うということができます。そのためには教師が生徒に「自己存在感」を与え、「共感的な人間関係」を育成し、「自己決定」の場を与えることが必要とされます[3]。また、これらを行ううえで教師と生徒との信頼関係を築くことが基盤とされます[2]。信頼関係が形成されることで生徒の自己開示が高まり、教師の生徒理解も深まるのです。

　これらの文言において、「教師」を「セラピスト（実施者）」、「生徒」を「患者（アートセラピー参加者）」と置き換えると、絵画療法の場面で求められるものと重なる部分があることに気付きます。しかし、絵画療法においては、美術教育に含まれる技能の習得が必ずしも含まれないことや、個別性が高く、疾患別や症状別、回復度別の対応を必要とし、そもそも「絵を描かない」という選択肢が含まれる点において、教育と療法の違いが生じます。

Q　絵画療法で絵は教えてはいけないのでしょうか？

　絵画療法という枠組みのなかでも、その目的や技法によって、絵を教える絵画教室に近くなるのか、自己表現の場として機能するかの違いがあり、かかわり方も変化します。岩井[4]は「絵画の訓練を行っていく過程で、徐々に上達がみられるようなときには、当事者は非常に大きな喜びをもつ。これは絵画の上達ということを通して、何らかの形での自己実現を自ら意識する

からである」と、絵画療法の教育的な側面としての効果を指摘しています。

　統合失調症や双極性障害と診断されて数十年経過した患者さんのなかには、若年発症によって学業を志半ばで放棄せざるを得なかった過去をもつ人々がいます。絵画療法を機に熱心に絵を描き始め、病室や自宅で自発的に描いたデッサンなどを度々持参しては、筆者にアドバイスを求める患者さんもいます。彼らは、絵画の勉強に取り組むことを通して学ぶことを再開し、失われた時間と自尊心を取り戻しているように感じます。学習することによって自己存在感、成就感、自己肯定感を高め、それらに支えられながら病と対峙し、前向きに治療に取り組む姿がそこにはあるのです。このことは、絵の勉強の枠を超えて、生きる希望を創造するという点において、絵画療法の重要な目的の1つといえるでしょう。

Q　作品はどのように扱ったらよいでしょうか？

　高村光太郎の妻智恵子は統合失調症に罹患し、入院先の病院で「仕事」として毎日のように折り紙による紙絵を作っていました。看護師などには作品を見せずに押入れにしまい、夫の光太郎が見舞いに訪れたときにだけ取り出し、見せたといいます。光太郎がその美しさに驚きながら見ていると、智恵子は嬉しそうに何度もお辞儀をして夫を見ていたそうです[5]。彫刻家である夫が紙絵の美しさを褒めてくれることを支えに、日々の入院生活を過ごすことができていたのでしょう。智恵子のように、作品が特定の人物に対して作られることは、ままあります。たとえば、絵手紙などを通して身近な人との交流を深めることも作品の活用方法として意義深いでしょう。

　集団絵画療法参加者のうち病棟へ展示希望のある患者さんは、しばらく展示した後、作品をお返しすることにしています。絵画療法に参加しはじめのころは、絵を病室へ持ち帰る方も、退院が近づくころには展示を希望されることがあります。病棟の展示スペースに貼られらた自身の絵を前に、お見舞いに来られたご家族に解説する患者さんもいますし、ご家族も、「父の絵を初めて見ました」「こんな絵を描くのですね」など、入院中に描かれた絵を通してご家族の意外な一面を知り、理解が深まることもあります。筆者が病棟への作品展示作業をしている際、作品を貼り終わらないうちから患者さんが集まり、互いの絵についての質問や説明をし合うなど、展示作品を前にシェアリングがはじまることもあります。病棟への展示は、看護師や医師などの目にも触れることになり、一層の患者理解にも貢献するでしょう。

　個人絵画療法において描かれた絵については、個人的な内容を多く含むことや、セラピスト以外に見せることを前提としていないなどの理由から、通常は参加者の同意を得たうえで実施者が保管しています。

Q　絵は何歳から鑑賞できますか？　障害があっても鑑賞できますか？

　ニューヨーク近代美術館では4歳から、メトロポリタン・ミュージアムなどでは3歳からの絵画鑑賞に関するプログラムが準備されているといいます[6]。近年、対話による鑑賞が注目を集め、国内においても幼児に対する鑑賞の機会が増えてきているようです。筆者が5～6歳児を対象に、対話による絵画鑑賞を行った際には、「花が描いてある」「鳥が飛んでいる」といっ

たような発見ゲームに留まらず、主人公の動作や表情を読み取る発言が、対話型の手法によって導き出されました。日ごろの活動では皆の前で発言することがなかなかできない子どもが、対話型の手法により自発的な発言につながった例もありました。対話による絵画鑑賞は、幼稚園教育要領や保育所保育指針に定められた「健康・人間関係・環境・言葉・表現」という5領域すべてに触れる活動として、今後もさらに用いられるようになるでしょう。

障害のある児童については、小児病棟に入院中の発達障害のある児童において、公園などの公共場面に設置されているパブリックアートを探しながら行うという鑑賞の手法が、視覚的、触覚的、体感的に感性を刺激したとの報告[7]があります。障害の特性を考慮し、ワークシートを用いて言語化したことや、公園でアートを探すという行為が、自発的な鑑賞への意識と意欲を高めるための有効な方法として、鑑賞の成果を上げることができたといいます。

また、市民団体の取り組みとして、視覚障害のある生徒が晴眼者と一緒に絵画を鑑賞することで、意見や質問といったコミュニケーションを通した双方向性の鑑賞が成り立つことや、立体コピーを用いることで客観的な絵の情報が伝わり、鑑賞の手助けになることが報告されています[8,9]。

このような工夫は、年齢や障害の壁の乗り越え、芸術作品がすべての人々のものになり得るきっかけを創造するでしょう。

Reference

1) 飯森眞喜雄：芸術療法. 山内俊雄，小島卓也，倉知正佳，他 編：専門医をめざす人の精神医学 第3版. 医学書院，東京，2011
2) 文部科学省：中学校学習指導要領解説総則編—平成20年3月（平成27年3月付録追加）. ぎょうせい，東京，2008
3) 文部科学省：生徒指導提要. 教育図書，東京，2010
4) 岩井　寛：絵画療法とは何か. 徳田良仁，村井靖児 編：講座サイコセラピー第7巻 アートセラピー. 日本文化科学社，東京，1998
5) 宮崎春子：紙絵のおもいで. 高村智恵子：智恵子紙絵. 筑摩書房，東京，1993
6) 林　有維：幼児期における鑑賞教育の必要性；日米の美術館教育普及プログラムの比較から. お茶の水女子大学人文科学研究 **12**：141-150，2016
7) 加藤真也：鑑賞の授業を構成する三要素についての研究；発達障害児を対象としたパブリックアート鑑賞の実践から. 美術教育学：美術科教育学会誌 **31**：187-198，2010
8) 日野陽子：開かれ行く美術；視覚に障害のある人々と共に行う美術鑑賞に学ぶ. 美術教育 **289**：52-58，2006
9) エイブル・アート・ジャパン：「百聞は一見をしのぐ!?」視覚に障害のある人との言葉による美術鑑賞ハンドブック. ABLE ART JAPAN，東京，2005

＊実際の方法Ⅰ・Ⅱ・Ⅲで掲載した参考作品の作者は次の通りです（数字はページ数）。
43（左）、65（左右）、79（左右）、84（右）、88（右）の作品は患者さん、49（左）は作業療法士、69（右）は看護学生、それ以外は筆者が制作したものです。

おわりに

　2014 年、ギリシャのアテネで開かれた国際学会に参加した際、会場近くのアクロポリスにあるパルテノン神殿を訪れました。アクロポリスからは、悲劇などが上演されたデュオニュソス劇場（紀元前 4 世紀）や音楽堂（2 世紀）を見下ろすことができます。写真中央はデュオニュソス劇場ですが、舞台とその周辺の僅かな客席が残るのみとなっています。後ろにある大きくて近代的な建物はアクロポリス博物館です。近辺から出土した彫刻やパルテノン神殿を飾っていた大理石彫刻などが展示されています。

　絵画療法における主な効果の 1 つに"カタルシス（精神の浄化作用）"を挙げることができます。元々は排泄や吐瀉を指す言葉だそうですが、古代ギリシャの哲学者アリストテレスは著書『詩学』[1]に、悲劇はあわれみとおそれを通じて、感情の浄化（カタルシス）を達成すると記しています（あわれみは、他人の不幸に対するあわれみであり、おそれは、自身に降りかかるのではないかというおそれのことだそうです）。上演される悲劇によって観客のこれらの感情を高め、そこから解放されるのです。つまり感情が瀉出されることを指しています（瀉出説）。アリストテレスは、このようにカタルシスを演劇用語として用いますが、後にフロイトが，この言葉を使用したことで心理学や精神療法の用語となって、現在のカタルシスの概念が形成されました。かつてこの地でアテネ市民が悲劇を通してうっ積した感情を涙と共に吐き出し、カタルシスを得ていたのだと、この劇場を眼下に二千年続く人類と芸術との繋がりに想いを馳せました。

　私は子どものころから絵を描くことが好きでした。絵を描くことで時間があっという間に過ぎ、気付いたら日が沈んでいるという日々のなかで、子どもながらにカタルシスを得ていたのだと思います。大学で美術を学んだ後、美術教師として過ごした 14 年間は、生徒たちから学ぶことも非常に多く、それが絵画療法への入り口にもなりました。そして、精神科で絵画療法を実践するようになってから 11 年が過ぎ、患者さんにも多くのことを教えていただきました。本書は、美術教師としての経験と精神科での臨床経験の両方を踏まえて書きました。絵画療法に興味のある、あらゆる職種の方々の、お役に立てれば幸いです。

　本書の執筆に際しましては、大分大学医学部精神神経医学講座の寺尾 岳教授のお力添えをいただきました。先生には、長きにわたって絵画療法や研究に関するご指導とともに、さまざまな有形無形のご支援を賜っています。美術教育者としての私に絵画療法という引き出しや、科学的な視点と手法を与え、日々温かくご指導くださる寺尾教授に深く感謝申し上げます。

絵画療法について、作業療法士という視点からいつも的確なアドバイスをくださる大分大学医学部附属病院作業療法士の山下 瞳先生に感謝申し上げます。博士課程で取り組んだ脳画像研究では、多くの先生方にご協力いただきました。脳画像解析を丁寧にお教えいただいた同大医学部精神科医の秦野浩司先生、アシストしてくださいました児玉健介先生に感謝申し上げます。

帆秋病院院長の帆秋伸彦先生は、私が脳画像研究に携わるきっかけを作ってくださいました。また、病院附属の保育園にて実践の機会をいただき、感謝申し上げます。

本書掲載の症例について、心理士の河野寿恵先生に描画テストの所見を書いていただきました。この場を借りてお礼申し上げます。

遅々として進まぬ私の原稿を、本当に気長に待ってくださった新興医学出版社代表取締役の林 峰子さんに心より感謝申し上げます。また、校正では編集部の新畑 信さんにお世話になりました。

最後になりましたが、私の研究に快くご協力いただき、症例報告や作品掲載についてご同意いただきました絵画療法参加者の方々に、この場を借りて感謝申し上げます。

2019 年（令和元年）10 月　溝上 義則

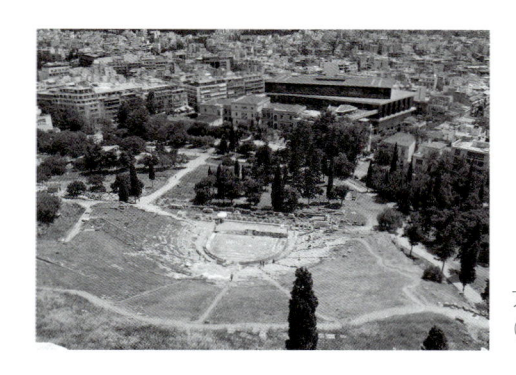

アクロポリスから見下ろしたデュオニュソス劇場
（2014 年、筆者撮影）

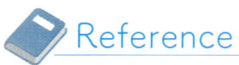 Reference

1）アリストテレス 著, 松本仁助, 岡道男 訳：誌学. 岩波書店, 東京, 2015

索　引

■欧文

Default Mode Network（DMN）
　32, 33

■あ

アール・ブリュット　33, 41

アクリル絵具　37, 38, 89

■い

色鉛筆　13, 38, 40, 44, 61, 62,
　63, 88, 90, 98

■う

うつ病　14, 15, 24, 25, 26, 31,
　33, 48, 68

■え

遠近法　36

■お

折り紙　49, 70, 71, 72

折り染め　42, 53, 54, 58

■か

絵画鑑賞　27, 28, 31, 32, 95,
　97

課題画　14

カタルシス　16, 17, 102

学校教育課程　27, 99

葛藤　11, 16, 17, 18, 22

眼窩前頭皮質　31

鑑賞教育　27

■き

気質　32

機能的MRI（functional MRI：
　fMRI）　30, 32

切り紙　42, 69

禁忌　22, 24

■く

グラデーション　37, 61, 63

■け

芸術療法　11, 12, 13, 14, 16,
　22, 98

楔部　31, 32

■こ

高齢　48, 68, 69, 76

高齢者　53, 95

個人絵画療法　12, 13, 14, 16,
　22, 99

ゴッホ　77, 88

コラージュ　42, 49

混色　36

■さ

彩度　35

作業療法　11, 20, 87

作業療法士　14, 96

三原色　36, 98

■し

シェアリング　14, 100

色相　35

自閉症　26, 31

社会復帰　16

自由画　14, 16, 17, 21, 22, 24,
　43

集団絵画療法　13, 14, 15, 16,
　20, 99

循環気質　32

昇華　15

生涯学習　83

生涯教育的志向性　12, 78

審美的体験　30, 31

人物画　14, 79, 95

シンメトリー　25, 51, 73

■す

水彩色鉛筆　38, 40, 90

水彩絵具　24, 37, 39

ステンシル　42, 65, 66

■せ

精神療法　12, 20

静物画　14, 21, 26, 79, 95

舌状回　31, 32

染料　40, 53, 54, 55, 56

■そ

双極性障害　15, 16, 25, 26,
　32, 100

■た

退行　15, 24

帯状回　31

太陽体験　20, 24, 26

対話による絵画鑑賞　27, 94,
　95

対話による鑑賞　100

■ち

直観像　77

■て

デッサン　33, 78, 79, 83, 100

■と

陶芸　46, 98

統合失調症　15, 16, 22, 26,
　33, 49, 96, 98, 100

同質の原理　94, 95

ドーパミン　31

■な
ナウムブルグ　14
■に
認知症　33, 43
■ぬ
塗り絵　42, 61
■は
バウムテスト　22, 23
発達障害　26
版画　46, 78, 84
■ひ
非言語　13, 14
美術教育　33, 41, 99
描画時間　17, 25
描画特徴　24, 25, 26
描画面積　17, 26
表現精神病理　11, 12
■ふ
風景画　14, 79, 95
風景構成法　14, 20, 24

賦活　31, 32
副作用　22, 24
復職　20, 21, 72
フロイト　11, 43, 102
フロッタージュ　42, 43, 45,
　46, 48
■ほ
防衛機制　16, 98
補色　35
■ま
曼荼羅　39, 73, 74
■む
無意識　12, 13, 22, 43
ムンク　26, 28
■め
明暗　26, 36, 37
明度　35, 37, 84
■も
模写　78, 88

■や
山下清　77
■ゆ
ユング　41, 73
■よ
幼児　26, 43, 45, 53, 95, 100
抑圧　11, 14
■り
立体感　36, 37, 79, 82
リハビリテーション　12, 60
流動性　24
輪郭線　37, 88
■る
類似色　35
■れ
レクリエーション　12, 16, 87
■ろ
ローウェンフェルド　27
■わ
枠組み　14, 22

《著者紹介》
みぞかみ　よしのり
溝上　義則

【専門分野】
美術教育　絵画療法
【資格】
公認心理師
日本芸術療法学会認定芸術療法士
【学位】
芸術学士
医学博士
【経歴】
1969 年　福岡県生まれ
1994 年　愛知県立芸術大学にて中学美術・高校美術・工芸の教員免許および学芸員資格を取得
　　　　　卒業後は，こども絵画教室，高等学校，予備校，専門学校等の美術講師を経験
2008 年　大分大学大学院医学系研究科修士課程へ入学し，精神医学と絵画療法について学びなが
　　　　　ら臨床経験を積む
2010 年　絵画療法の効果に関する研究で修士号を取得
2010 年　同大学博士課程臨床研究領域に進学
2016 年　絵画鑑賞時における脳機能と気質との関連についての研究で医学博士を取得
2013~2017 年　大分大学教育福祉科学部非常勤講師
2017 年より　同大学医学部非常勤講師
2019 年　別府大学大学院文学研究科臨床心理学専攻非常勤講師
現在，精神科，小児科，高齢者施設，保育園などで絵画療法を行う。

©2019

第 2 刷発行　2022 年 5 月 28 日
第 1 版発行　2019 年 10 月 21 日

アートセラピー Basic
—精神科作業療法・デイケアで使いたい 12 のメソッド—

（定価はカバーに表示してあります）

検　印	
省　略	

著者　　　　　　溝 上 義 則

発行者　　　　林　　峰　子
発行所　　　　株式会社 新興医学出版社
〒113-0033　東京都文京区本郷6丁目26番8号
電話 03（3816）2853　　FAX 03（3816）2895

印刷　三報社印刷株式会社　　　ISBN978-4-88002-788-3　　　郵便振替　00120-8-191625